世界を救った日本の薬

画期的新薬はいかにして生まれたのか？

塚﨑朝子　著

ブルーバックス

●カバー装幀／芦澤泰偉・児崎雅淑
●本文図版／朝日新聞出版、さくら工芸社
●本文、目次・デザイン／齋藤ひさの（STUDIO BEAT）

まえがき

人を助けるために使われる薬に、国境はない。人類を救う薬を開発した北里大学の大村智《おおむらさとし》氏ら3人は、2015年のノーベル生理学・医学賞に輝いた。大村氏が米国の大手製薬企業メルク社と共に開発した薬（イベルメクチン）は、熱帯地域の風土病オンコセルカ症（河川盲目症）の特効薬であり、アフリカや中南米で毎年3億人以上に無償供与されると、これらの地域の人々が抱えていた寄生虫病による失明の危機を救う〝希望の薬〟となった（第2章参照）。

現代医学は西洋医学が中心であるため、歴史的に欧米を起源とする薬が多いが、イベルメクチンのように日本人研究者が関わって、日本発で世界に認められた薬が、他にもいくつもあることは、意外と知られていない。

新しい薬を創り出す「創薬」は、承認された薬を製造する「製薬」に比べて、並外れて難しい。ひと昔前、一つの新薬が世に出るまでには、10年あまりの歳月と数百億円の研究開発費がかかるとされた。今では、それが1000億〜1500億円に膨れ上がっているとされる。日本は、アメリカ、イギリス、ドイツ、フランス、スイスなどと並び、真の創薬を成し遂げられる、世界で数少ない国の一つである。世界の医薬品売り上げ上位100品目の起源企業（特許帰属企業の国籍）を見ると、その半数近くはアメリカであるが、今世紀において日本発の薬は、イギリスやスイスと同等の10以上に達している。

もっとも、薬の元となる物質を発見したり、化合物の合成に成功したり、薬を生み出したのは日本人でも、治療薬としての開発は欧米で先行して行われ、日本に起源を持つ薬でありながら日本で使用できるのは数年遅れという場合もある。それでも、日本人は、日本人研究者が送り出した薬が世界の患者を救っていることについて、もっと誇りに思ってもいい。

詳しくは本編で紹介していくが、近年、がん治療に革命を起こす画期的な新薬が、日本人研究者によって次々と創られた（第3章参照）。その一つが、京都大学の本庶《ほんじょ》佑《たすく》氏らによって開発された『オプジーボ』（ニボルマブ）である。ニボルマブは、がん細胞が免疫機構にブレーキをかける仕組みに働きかける免疫チェックポイント阻害薬と呼ばれる薬で、一部の患者で劇的な効果を挙げている。ヒトの免疫機構を正常にするもので、比較的副作用が少なく、幅広いがんに対する治療効果が期待されている。

これと並んで注目されているのが、分子標的治療薬である。がん細胞の増殖にかかわる分子（タンパク質）を標的に設計された抗がん剤で、標的に的中すれば著効を示すため、世界中の製薬企業がしのぎを削っている。東京大学の間野《まの》博行《ひろゆき》氏は、非小細胞肺がんを引き起こす「ＥＭＬ４－ＡＬＫ融合遺伝子」を発見し、これが肺がん治療薬『ザーコリ』（クリゾチニブ）につながった。

個人の遺伝子に応じた「個別化医療」の先駆けとなるだけでなく、今後は間野氏らの開発したスクリーニング法により、様々な分子標的治療薬の開発が進むものと期待されている。

従来の抗がん剤は、がん細胞のみならず正常な細胞にも一様にダメージを与えるため、重篤な副作用が生じたが、免疫チェックポイント阻害薬や分子標的治療薬が普及すれば、そうした姿は過去のものになるかもしれない。その先には、薬だけでがんが治る時代さえ夢でなくなる日が来るかもしれないのだ。

日本発の薬は、抗がん剤にとどまらない。感染症や生活習慣病、精神・神経疾患など、多様な分野で、日本人研究者が携わった画期的な新薬が続々と登場している。

人々が抱える苦しみを取り除き、和らげ、日常を豊かにすることができるのは、創薬研究の醍醐味でもある。しかし、成功体験だけではなく、そこに至るまでには失敗もあり、それを恐れず大胆に挑戦した人たちがいる。そうした世界に誇れるような創薬に携わった人たちの言葉を書き留めて記録しておこうという試みを、筆者は10年近く続けている。

本書は、ライフワークとなった取材の成果をまとめたものだが、姉妹作がある。2013年に発刊した『新薬に挑んだ日本人科学者たち』(講談社ブルーバックス)である。こちらにも、〝世界を救った薬〟とその開発者たちの物語が、いくつも登場する。幸いにして、創薬関係者から御高評をいただき、薬学部を中心とする多くの学生向けの推薦図書に挙げていただいている。本書と併せ読むことで、創薬研究のリアルな現場と醍醐味をより深くご理解いただけるだろう。

日本は、国をあげて創薬立国を目指している。2015年4月には、国立研究開発法人日本医療研究開発機構（Japan Agency for Medical Research and Development：AMED）が設立された。それ以前は、文部科学省、厚生労働省、経済産業省の3省が、医療分野の研究開発をバラバラに実施してきたが、基礎研究から実用化までを切れ目なく支援する体制を整備したもので、米国立保健研究所（National Institutes of Health：NIH）にも範を取っているとされる。

一方、06年から、薬学部は、薬剤師国家資格取得のための6年制と、研究者を目指す4年制の課程に分かれ、4年制には〝創薬〟を冠した学科が少なからずある。もちろん、創薬研究の間口は広く、医学、化学、生物学、獣医学、農学、工学、最近では計算機科学など、他の分野から創薬の道に進むこともあるだろう。

画期的な創薬のヒントは、先人たちの営みの中にこそ見出せる。

自分や家族が飲んでいる薬、そしてニュースで話題になった薬とその開発者の舞台裏の物語として読んでもらうのもいい。さらに、手に取っていただいた人の中から、あさっての患者を救う研究者が出てくることがあれば、著者の望外の喜びである。

2018年2月

塚﨑朝子

もくじ　世界を救った日本の薬

第3章 がんを薬で治す時代に……67

第4章 生活習慣病を抑え込め

・本書は、『メディカル朝日』（朝日新聞出版発行）２０１４年7月号から２０１６年11月号に連載された『サムライたちのクスリＰＡＲＴⅡ――ニッポン発の創薬を目指して』を一冊にまとめたものです。書籍化にあたり、最新情報を付け加えるなど内容をアップデートしています。

・本文中、敬称は略させていただきました（「まえがき」は除く）。一部の方の所属は当時のものです。

・医薬品は、商品名、一般名（成分名）という2つの名前で呼ばれています。初出時に『　』で表示されている名称は医薬品の商品名を示します。また、日本で未承認の医薬品の商品名は、ローマ字で表記しております。

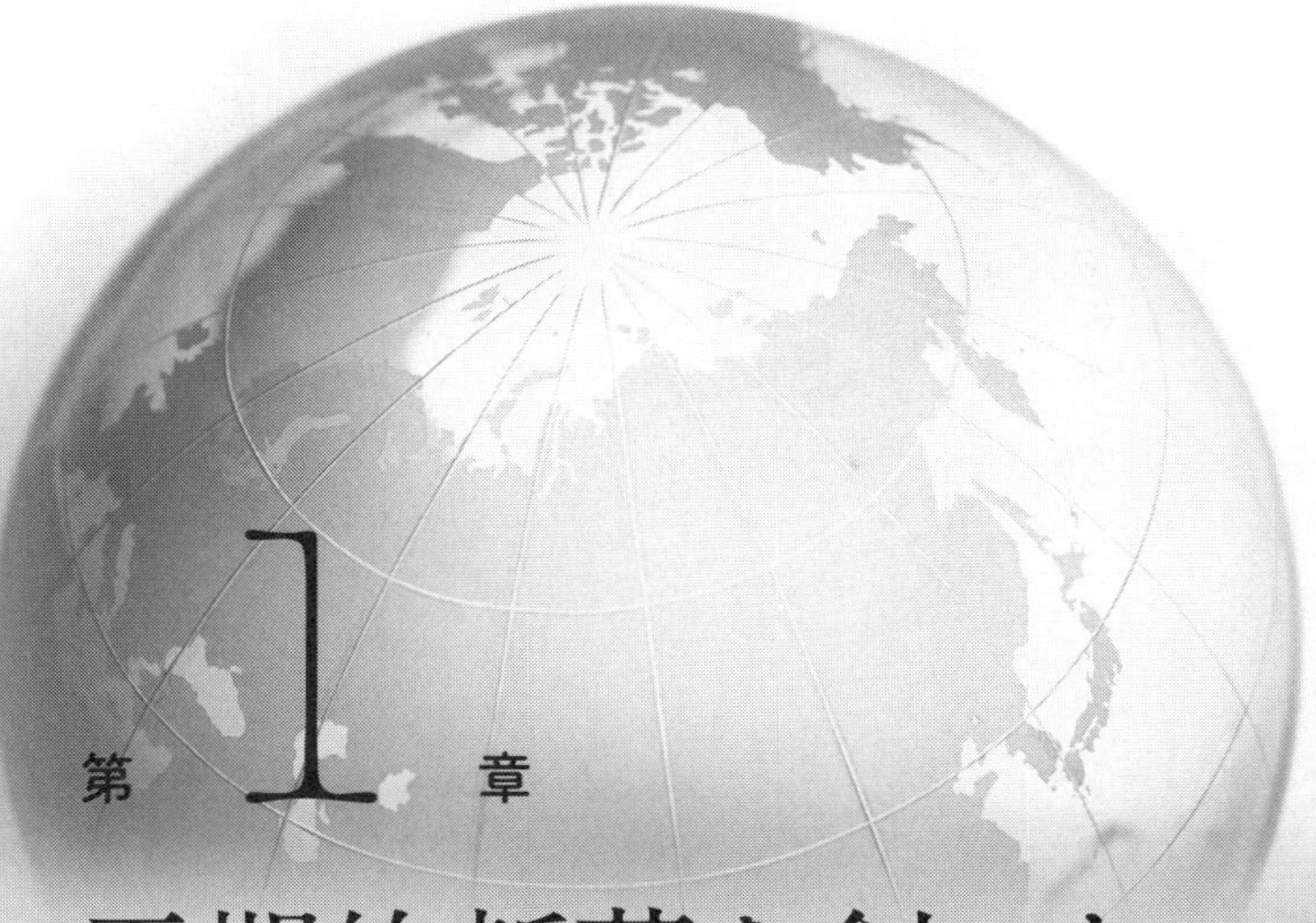

第1章 画期的新薬を創った日本人科学者たち

世界初の麻酔薬を開発した華岡青洲

人間は病む存在である。人類の誕生とともに、病気との闘いが始まった。そして、文明の歴史は、すなわち薬の歴史であると言えなくもない。

ヒトはどのようにして薬を使うようになったのだろうか。有史以来、長きにわたって、人類は、鉱物、動物、植物（ハーブ）などの天然の物を〝薬〟としても用いていた。実際に口に入れたり、患部に当てたりと、効能を試しながら、天然の〝薬〟を見つけ出してきたのだろう。

紀元前3000年頃の古代メソポタミアの粘土板には、世界最古とされる薬の記録が残されている。鉱物（塩、硝石、粘土）、動物（乳、爬虫類の皮、鼈甲）、植物（カシア、ギンバイカ、モミ、タイム、ヤナギ、イチジク、ナツメヤシなど）を用いた薬剤の処方が記されていた。

もっとも、現在にも通用する「薬」という点では、西洋よりも東洋のほうが一歩先んじた。中国では紀元前200年頃に、現存する中国最古の医学書とされる『黄帝内経《こうていだいけい》』がまとめられた。その基礎原理に基づいて、後漢の時代（25～220年）には、治療法を記した『傷寒雑病論《しょうかんざつびょうろん》』が編纂された。ここには「葛根湯《かっこんとう》」など、いわゆる生薬の処方が登場する。最初に日本にもたらされた薬も、こうした生薬だった。

日本では西洋医学より長い歴史を持つ漢方医学は、この古代中国医学が6世紀頃に朝鮮半島を経由して伝わり、日本の民族性や風土に合わせて独自に発展を遂げた。生薬のほとんどは中国医学に由来しているが、一部には日本独自の薬物（和薬）もある。例えば、「十味敗毒湯《じゅうみはいどくとう》」のように日本で創られた漢方処方もあり、それに含まれる桜皮《おうひ》（桜の樹皮）は、日本独特の生薬である。

この処方を考案したのは、紀伊国（和歌山県）の外科医・華岡青洲《はなおかせいしゅう》だった。華岡は1804年、世界で初めて全身麻酔下で乳がんの摘出手術に成功したことでも知られる。手術では自ら作った「通仙散《つうせんさん》」という麻酔薬を用いた。京都に遊学して、オランダ流の外科学を学んだ華岡は、中国後漢末期の名医、華佗《かだ》が「麻沸散《まふつさん》」という全身麻酔薬を考案したとする記録に目を留めた。その具体的な処方内容は抹消されていたが、曼荼羅華《まんだらげ》（チョウセンアサガオ）の実、草烏頭《そううず》（トリカブト）、白芷《びゃくし》（ヨロイグサ）、当帰《とうき》などの薬草を組み合わせて「通仙散」に至った。

米国の歯科医ウィリアム・モートン（William T. G. Morton）が、エーテルによる麻酔を実施する40年以上も前のことで、1954年に米国で開かれた国際外科学会で報告され、顕彰された。

幕末の日本人が世界史に残る画期的新薬を開発

天然由来の様々な薬が生まれた一方、洋の東西を問わず、薬効どころか、人体に有害な水銀なども〝薬〟として用いられてきた。数千年の長きにわたって医学的根拠の乏しい薬までが珍重されてきたが、19世紀を迎えて、ヨーロッパで新たな時代が幕を開けようとしていた。

推進力となったのは、「合成化学」の進歩である。ケシの実からモルヒネ、キナノキの樹皮からキニーネなど、伝承薬であった草木の有効成分が単離され、さらにそれらが化学合成によって大量生産できるようになった。欧米では化学産業の勃興に伴って、製薬企業が設立されて、画期的な新薬が次々に誕生するようになる。

化学合成による薬の製造は、長い人類の歴史からすればごく新しい出来事ではあるが、この草創期において、２人の日本人研究者が歴史に名を残す新薬を創製した。長井《ながい》長義《ながよし》のエフェドリンと高峰譲吉《たかみねじょうきち》のアドレナリンである。共に昇圧薬・血管収縮薬として用いられ、救急医療、麻酔科医療の現場においては、予期せぬ低血圧に見舞われた患者の命を守る必須の薬であり、今なお使用頻度の高い薬となっている。

日本人が生み出した初めての画期的な合成医薬品とされるのがエフェドリンで、後に日本薬学会（当時は東京薬学会）の初代会頭になり、〝日本薬学の始祖〟と称される長井長義により開発された。１８４５年生まれの長井は、阿波蜂須賀藩（徳島県）の御典医に重用された本草学（漢方学）者を父に持ち、みずからも漢方医学を修めた後、幕末の長崎留学で西洋医学と化学を学ぶと、化学に傾倒するようになる。明治維新後、第１回国費留学生に選ばれてドイツに遊学し、ベルリン大学で有機化学の大家、ヴィルヘルム・ホフマン（August Wilhelm von Hofmann）の研究室に入り、医学から方向転換して、念願の化学者の道を歩み始める。13年にわたってベルリンに滞在してベルリン大学助手に登用されるなど、ドイツ化学界においても将来を嘱望された。しかし、日本の薬学を発展させ、大規模な製薬企業をつくるという国策に沿い、84年に帰国した。

東京帝国大学医学部・理学部教授の傍ら、半官半民の大日本製薬（現・大日本住友製薬）の技師長として迎えられた長井は、85年、生薬の麻黄《まおう》から、その成分であるエフェドリンを抽出することに成功し、後に大量合成法も見いだした。20世紀に入ると、別の研究者らによって、エフェドリンに喘息などの気管支拡張薬としての有用性が発見され、大日本製薬によって製剤化が進められ、１９２７年にエフェドリン『ナガヰ』として発売された。後に合成されたエフェドリンの誘導体（dl-塩酸メチルエフェドリン）は、より副作用が少なく、現在も気管支拡張薬として使用されている。日本の創薬の礎《いしずえ》は、長井によって築かれたと言える。

もう一人の高峰譲吉は、胃腸薬『タカジアスターゼ』の製造販売に成功し、米国で巨万の富を築いたことで知られる。この薬は、発見から１００年以上経過した今なお世界で広く使われているが、これを凌ぐ高峰の業績は、画期的な新薬「アドレナリン」を発見したことだ。

１８５４年越中国高岡（現・富山県高岡市）で、加賀藩（石川県）の御典医に連なる代々続く医家の長男として生を受けた高峰は、父が開業した先の金沢で育った。医業を継ぐことを前提に11歳で長崎に留学したものの、工部大学校（現・東京大学工学部）に進んで、英国グラスゴーに留学して化学を修めた。米国のウイスキー会社に米麹菌から抽出した酵素のアミラーゼ（ジアスターゼ）を売り込むために渡米し、より糖化力が高いジアスターゼを産生する菌を見いだすと、自らの名前の一部を冠して、その酵素を「タカジアスターゼ」と名付けた。アミラーゼは消化酵素でもあり、とりわけ強力なタカジアスターゼは、パーク・デービス（現・ファイザー）社から1895年に消化薬として発売された。

当時は欧米で、動物の臓器やその抽出物をヒトの病気の治療に用いようとの試みがなされていた。高峰は引き続き、副腎からの生理活性物質の抽出を試み、長井の門下生だった上中啓三《うえなかけいぞう》の助けを得て有効成分の結晶化に成功し、抽出精製法を確立した。これが「アドレナリン」で、1903年に同じくパーク・デービス社から製剤化された。アドレナリンは、後に解明され命名されたホルモンの一種で、発見から100年を経ても、昇圧薬、止血薬などとして使われているだけでなく、その後のホルモン探索を加速させて、生理学を著しく進歩させる原動力ともなった。

世界保健機関（WHO）は1977年から、医薬品入手の困難な開発途上の国々でも最小限必要な医薬品として、手頃に入手できることを念頭に「必須医薬品モデルリスト」を選定・公表しているが、エフェドリンもアドレナリンもそこに含まれる重要な薬である。幕末に生まれた長井と高峰が発見した薬が、今も世界中で多くの人命を救っているのだ。

近代的な創薬の時代に

さて、エフェドリンやアドレナリンが誕生した19世紀末から20世紀初頭、世界は、近代的な創薬へと舵を切ろうとしていた。

20世紀最初の年（1901年）にノーベル賞が創設された頃、すでにドイツでは　アスピリンの解熱作用が見出されていた。元となったのはヤナギの木から発見されたサリチル酸（アセチルサリチル酸）で、1897年にフェリックス・ホフマン（Felix Hoffmann）が、アスピリンの抽出・合成に成功し、世界初の人工合成医薬品となった。また、英国ではその前年、シドニー・リンガー（Sydney Ringer）によってリンゲル液（水素イオン濃度を調整した体液の代用液）が製剤化されていた。

有史以来、人類は、天然痘、ペスト、チフス、コレラ、破傷風、結核など、死病と恐れられていた伝染病（感染症）と闘いながら、生き永らえてきた。一国あるいは一地域に暮らす大多数の人が死亡するなど、時として、感染症は歴史を左右するほどの脅威となった。

1928年には、英国のアレクサンダー・フレミング（Alexander Fleming）が、青カビから最初の抗生物質であるペニシリンを発見し、米国人科学者がこの合成に成功すると、抗菌薬の開発が進み、人類の寿命の延伸に大きく貢献するようになった。

余談であるが、第二次世界大戦中、英国首相のウィンストン・チャーチル（Winston Churchill）は肺炎にかかり、サルファ薬という抗菌薬によって救命された。皮肉にも、これは、敵国ドイツのゲルハルト・ドーマク（Gerhard Domagk）が発見した薬だった。

一方、盟友であった米国大統領フランクリン・ルーズベルト（Franklin D. Roosevelt）は長年高血圧症を患っていたが、現代のように効き目の高い降圧薬がなかったため、大戦の勝利とその後の世界を見届けることなく脳出血で命を落とした。両者の命運を分けたのは〝薬〟であると言っては言い過ぎかもしれないが、時として、薬は歴史を変えるほどの力を持つ。

フレミングらは45年、ドーマクは47年にノーベル生理学・医学賞を受賞した。創薬は、人類に対して最大の貢献をした者に授与されるノーベル賞にふさわしいと評価されたのだ。

残念ながら、日本での本格的な新薬創製は、二度の大戦を経た後まで待たなくてはならなかった。それも初期には、海外で開発された製品を国内で治験を行って販売するという海外からの「導入品」が中心だった。戦後間もなく、ペニシリンなども国産化されるようになったが、貧弱な設備と乏しい情報の中で、技術者たちは初めて手にする新薬の製剤化に苦労したとされる。

長井が、ドイツ薬学を手本として有機化学に基盤を置いたことから、日本の薬学は、化合物の合成を中心とした独特の歩みを続けていた。その後１９６０年代になって生化学が急速に進歩してきたことを受けて、薬学にも生化学が取り入れられるようになってきた。

苦難の時代を経て、戦後、日本発で世界に評価された薬の先駆けは、74年に虚血性心疾患治療薬として発売されたカルシウム拮抗《きっこう》薬、ジルチアゼム塩酸塩（『ヘルベッサー』）で、今なおＥＢＭ（evidence-based medicine）に堪える薬として、ロングセラーとなっている（１６３ページ）。

90年代以降、日本発の新薬が次々と開花した。新薬の中でも、特に新規性・有用性が高く、化合物の化学構造も従来の医薬品と基本骨格から異なり、治療体系を大幅に変えるような独創的な医薬品は、「ファースト・イン・クラス」（first-in-class）と呼ばれる。また、売上高が世界で年間10億ドルを超えるような大型医薬品は、「ブロックバスター」（blockbuster）と称される。これらに該当するような画期的新薬が、日本人研究者によって続々と世界に送り出された。

日本の薬が世界を救う

日本人が開発して人類に貢献した薬の最たるものは、２０１５年のノーベル生理学・医学賞を受賞した大村智（現・北里大学特別栄誉教授）が発見したイベルメクチンかもしれない。

詳しくは第2章（32ページ）で解説するが、イベルメクチンは、静岡県伊東市川奈のゴルフ場近くの土壌で見つかった放線菌が産生する物質で、抗寄生虫薬として開発された。87年にフランスで承認され、熱帯の寄生虫病オンコセルカ症の特効薬となり、開発途上国に無償提供され年間

3億人以上を失明から救っている。この薬を年1回14年間飲み続ければ、体内に棲息する寄生虫を根絶できるため、近い将来、オンコセルカ症は撲滅されると予測されている。

大村と同様に、微生物との邂逅《かいこう》から画期的な新薬を発明したのが、遠藤章《えんどうあきら》（現・東京農工大学特別栄誉教授）である。遠藤は、生活習慣病である脂質異常症に対して、コレステロール低下薬の中でもスタチンと総称される薬を発見し、2012年に日本人として初めて米国の発明家殿堂入りした。ちなみに、同年に殿堂入りした中には、アップル創業者の一人であるスティーブ・ジョブズらもいる。過去には、アスピリンの発見者であるホフマンも殿堂入りしている。

1973年、三共（現・第一三共）の研究者だった遠藤は、6000株以上の菌類を調べ上げた結果、京都の米屋で見つかった青カビから、コンパクチンと呼ばれる物質を発見した。これが後に、スタチンと呼ばれるHMG－CoA（3－ヒドロキシ－3－メチルグルタリル補酵素A）還元酵素阻害薬の第1号となった。現在は天然由来・合成化合物合わせて全世界で7種類（日本では6種類）のスタチンが発売され、世界中で数千万人が服用しているとされる。世界の死因のトップは、心筋梗塞などの虚血性心疾患であるが、スタチンは血液中のコレステロール値を低下させることで、死亡率の低下に大きく貢献している。

当初、正常なラットではコレステロール値を下げることができず、遠藤は開発を断念しかけたが、余分な血中コレステロールがある産卵鶏では劇的な効果が得られた。しかし、当時の日本は、欧米とは創薬への積極性や執念に差があり、産学が協力する仕組みも乏しかったため、新薬発売では米国メルク社に先を越された。もっとも、スタチンが〝動脈硬化のペニシリン〟に匹敵するという評価は揺らがない。

スタチンの開発物語については、本書の姉妹作である『新薬に挑んだ日本人科学者たち』（講談社ブルーバックス、2013年刊）にて紹介しているので、是非ご一読いただきたい。（以下、※は同作で紹介したことを示す）

世界初のエイズ治療薬を開発した満屋裕明

ペニシリンは世界初の抗菌薬となったが、耐性菌との戦いの中で、新しい抗菌薬が次々と登場した。中でも、細菌の増殖を抑える力に優れるニューキノロン系と呼ばれる新しいタイプの合成抗菌薬は、世界一番手として、1984年に杏林製薬の『バクシダール』（ノルフロキサシン）が発売された。翌85年に第一製薬（現・第一三共）から早川勇夫《はやかわいさお》らが合成した『タリビッド』（オフロキサシン）が発売され、さらに、その光学異性体の一方のみを分割して2倍薬効を高めることに成功した93年に『クラビット』（レボフロキサシン）が誕生しており、肺炎を始めとして、人命を脅かしてきた多くの感染症に用いられるようになっている（※）。

そして、かつて死病と恐れられていたエイズに化学療法への道を切り開いたのは、熊本大学の満屋《みつや》裕明《ひろあき》（現・国立国際医療研究センター研究所所長）が開発した、数々の薬の功績である（※）。

81年、世界初の後天性免疫不全症候群（エイズ）患者の症例が報告がされると、〝明日なき病〟として世界中を恐怖に陥れた。85年、米国立がん研究所（ＮＣＩ）に留学していた満屋は、実験中に自らも感染するのではないかという恐怖と向き合いながらも治療薬の開発に取り組み、元は抗がん剤として開発された逆転写酵素阻害薬アジドチミジン（ＡＺＴ）に、ヒト免疫不全ウイルス（ＨＩＶ）を抑える作用があることを発見した。ＡＺＴは世界初のエイズ治療薬として、87年に米国で歴史的な速さで承認された。しかし、年間1万ドルという当時の史上最高値の薬価が付けられたことや副作用の強さを憂えると、満屋は90年代に入って、ジダノシン（ｄｄI）、ザルシタビン（ｄｄC、後に製造販売中止）という第2、第3のエイズ治療薬を送り出した。

3剤は完全な薬ではなかったが、もっと良い薬が出るまで、「生き延びよ、時間を稼げ」を合い言葉に、満屋は研究を続けた。２００６年には、ＨＩＶに特有な酵素の働きを抑える、新たなメカニズムの薬ダルナビルも開発した。これにより多剤併用時代が到来。その後も世界中で様々なエイズ治療薬の開発が進められた結果、現在は、ＨＩＶに感染しても適切な服薬をすれば、非感染者と同様にほぼ天寿を全うできるまでになった。なおも、副作用と耐性発現といった問題はあり、満屋は今も次なる創薬に挑み続けている。

生活習慣病分野でも世界に通用する日本の薬

　薬の力で感染症を乗り越えた人類は、長生きと引き換えに、生活習慣病に苦しめられるようになった。本書には、高血圧症のための降圧薬として、先の『ヘルベッサー』に加えて、『ブロプレス』（カンデサルタンシレキセチル、１７３ページ）や、糖尿病の血糖降下薬『カナグル』（カナグリフロジン、１４８ページ）が登場する。

『ブロプレス』は、アンジオテンシンⅡ受容体拮抗薬（ＡＲＢ）とされる新しいタイプの降圧薬で、武田薬品工業は、１９７０年代に世界で初めて元となる拮抗物質を作製しながら、製品化では米国デュポン社に先を越された。巻き返しを図って薬効を高めたブロプレスは、デュポン社が開発し米メルク社が発売した『ニューロタン』（ロサルタン）から数年遅れで、97年欧州で、99年に日本でも発売された。世界中で7種類のＡＲＢが発売されており、スタチンとも並び称される降圧薬である。

　一方の『カナグル』は、１８３５年、フランスの化学者がリンゴの木の樹皮から抽出したフロリジンをヒントに、田辺三菱製薬の研究者らが、新しい作用機序の糖尿病治療薬として開花させた。血糖降下ホルモンであるインスリンに依存せず、血中の糖を尿中に排泄するという全く新しいコンセプトに基づく薬（SGLT2阻害薬）で、2013年に米国でいち早く製剤化された。

また痛風・高尿酸血症薬もある。帝人（現・帝人ファーマ）が、アメリカで09年、日本で11年に発売した『フェブリク』（フェブキソスタット）は、実に40年ぶりの新しい痛風薬である（※）。1960年代に創られた尿酸生成抑制薬『ザイロリック』（アロプリノール）は、完全無欠とは言えなかったが、開発者たちは他の薬の発見と合わせて、ノーベル生理学・医学賞を受賞したほど実力のある薬であり、長らく市場の4分の3あまりを占有していた。これに風穴をあけたのがフェブリクだった。

繊維不況で多角化を目指す中、帝人の近藤史郎《こんどうしろう》が創製したフェブリクは、一日1回の服用で尿酸生成を触媒する酵素（キサンチンオキシダーゼ）の働きを妨げ、副作用は少なく、腎機能が低下している患者にも使えるといったメリットを持つ。

高齢化に伴って増加している病気に、男性の前立腺肥大症がある。後のアステラス製薬の社長・会長を歴任した竹中登一《たけなかとういち》が創製し、前身である山之内製薬から93年に発売された『ハルナール』（タムスロシン塩酸塩）は、治療薬のなかった前立腺肥大症に伴う排尿障害を改善する薬として、外科手術数を劇的に減少させた（266ページ）。交感神経から分泌される神経伝達物質の受け手となるα_1受容体は血管収縮物質であるが、そこに降圧薬でない、別の活路を見出したのだ。

長寿になった世界の人々は、認知症に向き合うことにもなった。世界で初めての認知症治療薬として、97年にまず米国で発売された『アリセプト』（ドネペジル塩酸塩）は、高卒でエーザイに入社して研究者となった杉本八郎《すぎもとはちろう》により創製された（※）。

杉本は夜学などで合成化学の知識を蓄えると、30歳の時に自らの母親が息子の顔も分からない認知症になったのをきっかけに、治療薬開発を心に期した。うとまれながらも若手に檄を飛ばし、自社で７００あまりも合成した化合物の中から、アリセプトの開発に至った。

アルツハイマー病の症状の進行を緩やかにするだけで根治薬ではないが、患者がその人らしく過ごせる時間を延ばし、家族の負担、介護にかかわる社会の負担軽減に貢献している。

抗体医薬でリウマチ治療に貢献した岸本忠三

〝疫を免れる〟という体の免疫の仕組みを、科学的に解き明かしたのは１８９０年、北里柴三郎《きたさとしばさぶろう》とエミール・ベーリング（Emil Adolf von Behring）による抗毒素（抗体）の発見だった。１９０１年、ベーリングは、これに基づくジフテリアに対する血清療法の開発で第1回ノーベル生理学・医学賞を受賞している。

当時ヨーロッパで最も小児の死亡率が高かったのは、ジフテリア感染による心臓麻痺だった。ジフテリア毒素に対する馬の血清療法は、近代医学において初めて抗体が病気の治療に使われたものである。馬の血清は異種タンパク質で、アナフィラキシー・ショック（急性の全身性ショック）を起こすリスクがあったが、1世紀の免疫学の進歩は、この問題を解決し、21世紀の薬の主役は「抗体医薬」（抗体が抗原を認識する特異性を利用した医薬品）であると期待されるようになった。

中でも進歩が著しいのが、自己免疫疾患である関節リウマチの治療薬で、抗体医薬である生物学的製剤が革命をもたらした。本来は外敵を攻撃する免疫系が自己を攻撃するのは、免疫細胞が、シグナルとなる情報伝達タンパク質（サイトカイン）を産生するためだ。最初に世に出た関節リウマチの抗体医薬は、TNF-αというサイトカインの働きを阻害するものだ。大阪大学の岸《きし》本忠三《もとただみつ》（のち大阪大学14代総長）らは、インターロイキン6（IL-6）という、異なるサイトカインを発見。中外製薬と共に開発したヒト化抗ヒトIL-6受容体モノクローナル抗体、『アクテムラ』（トシリズマブ）は、国産初の抗体医薬となり、まずキャッスルマン病の治療薬として、2005年に発売された（※）。

関節リウマチに対しては、先発のTNF-α阻害薬を上回る効果があるとされている。岸本は、生きた証となる薬を残せたことを幸せだと感じ、「アクテムラが、アスピリンのように世界中で誰でも知っている薬に育つこと」を夢に描く。

日本人が開発した薬ががん治療に革命を起こす

現代の日本人の死因第1位はがんである。2人に1人ががんに罹患し、3人に1人の命が奪われる時代に、がんの治療薬は最も待望されている。特に21世紀に入って熱い期待を集めているのが、がん免疫療法の抗体医薬として登場した新しいコンセプトの抗がん剤、ニボルマブ（『オプジーボ』）であり、2014年に小野薬品工業から世界に先駆けて日本で発売された（68ページ）。

研究を牽引したのは、京都大学の本庶佑である。本庶研で1992年、免疫細胞がアポトーシスを起こす分子を探索中に最初に見付かった分子、PD-1（Programmed cell death-1）は、活性化した免疫細胞に広く発現し、〝免疫のブレーキ役〟（免疫チェックポイント分子）だと解明された。

PD-1に特異的に結合する物質（リガンド）も相次いで発見。がん細胞表面のリガンドPD-L1がPD-1受容体と結合するとがん細胞への攻撃力を失うが、この結合を阻害すればブレーキが外れる。抗PD-1抗体は、悪性黒色腫（メラノーマ）の新薬として2014年に日米で承認され、肺がんや胃がんなど、適応となるがん種が広がりつつある。がん免疫療法は、米誌「Science」が選ぶ13年の「Breakthrough of the Year」に選ばれた。本庶は14年、台湾が東洋のノーベル賞として創設した「唐奨」を受賞している。

一方で、特定のがんの増殖に関わる分子をピンポイントに狙い撃ちにする分子標的治療薬も大きな期待を集めているが、こちらも日本人が大きく貢献している（94ページ）。

東京大学の間野博行は、がんを起こし得る遺伝子を探す中で、死亡数が最も多く年間約8万人の日本人の命を奪う肺がんに照準を定めた。早々に発見したのが「ＥＭＬ４‐ＡＬＫ融合遺伝子」で、肺がん（非小細胞肺がん）患者の3～5％に見つかり、肺がん増殖に関わる。米国ファイザー社が所有していたＡＬＫを阻害する物質は、ＡＬＫ陽性患者の肺がん治療薬『ザーコリ』（クリゾチニブ）として開発され、11年に米国で迅速に承認された。さらに、第二世代のＡＬＫ阻害薬は8社が競う中、まず14年に中外製薬の『アレセンサ』（アレクチニブ）が承認された。

本書には、ここで紹介した以外にも、日本人が関わった様々な新薬が登場する。〝世界を救った薬〟はどのようにして誕生したのか、次章から、その発見と開発の物語を、科学者の横顔と共にたどっていきたい。

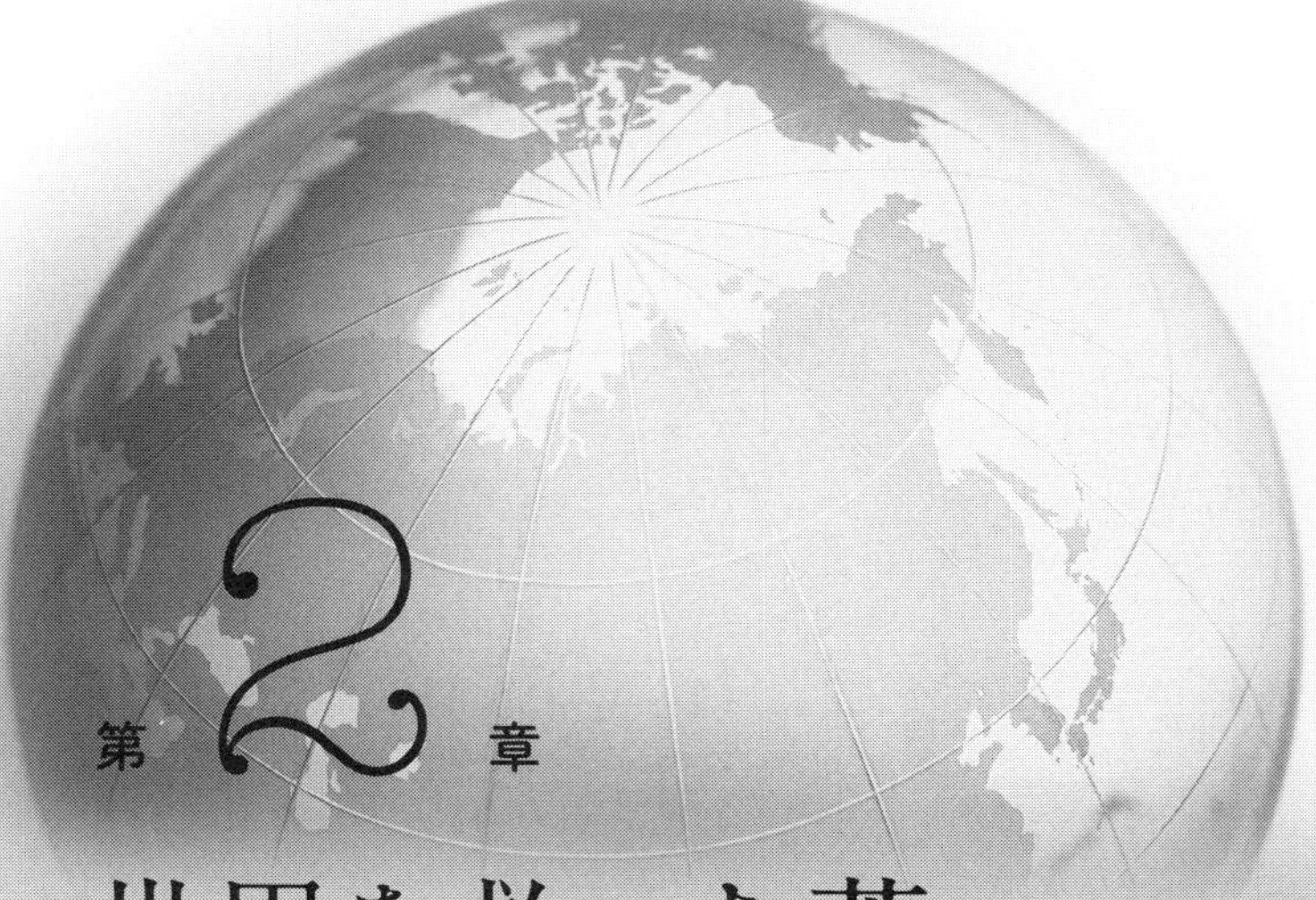

第2章

世界を救った薬

イベルメクチン

経口駆虫薬、疥癬・毛包虫症治療薬

3億人を失明から救った画期的新薬でノーベル賞

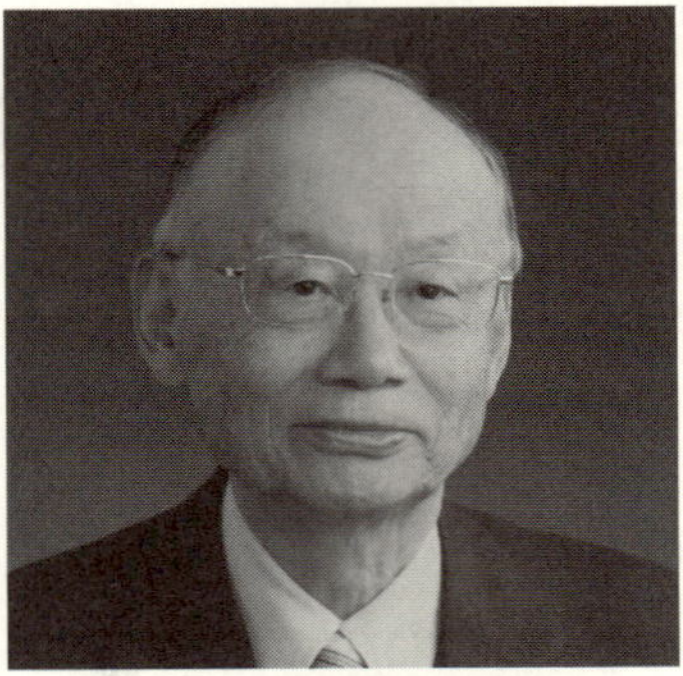

大村 智

●

おおむら さとし

北里大学特別栄誉教授。1935年山梨県生まれ。2015年ノーベル生理学・医学賞受賞。山梨大学学芸学部自然科学科卒業後、東京都立墨田工業高校定時制の教員をしながら東京理科大学大学院理学研究科修士課程を5年間で修了。その後、山梨大学工学部発酵生産学科（当時）の助手に採用され、1965年に社団法人北里研究所に入所。土壌に含まれる有用微生物から抗生物質を始めとする生理活性有機化合物を見出す新規探索系を確立し、これらを用いて500種あまりの新規物質を発見した

２０１５年のノーベル生理学・医学賞は、「寄生虫感染症の新しい治療薬の発見」により、北里大学特別栄誉教授の大村智ら３人に贈られた。日本人の同賞受賞は、利《と》根《ね》川《がわ》進《すすむ》（１９８７年）、山中伸弥《やまなかしんや》（２０１２年）に続く３人目の栄誉だ。大村は、共同受賞者である米国のウィリアム・キャンベル（William C. Campbell、ドリュー大学名誉リサーチフェロー）と共に、多くの寄生虫病に有効な治療薬イベルメクチンを開発し、熱帯の風土病の撲滅に寄与した。３人目の受賞者は、現在最も有効なマラリアの治療薬であるアルテミシニンの発見者、中国の屠呦呦（Youyou Tu）である。

病原体となる点では同じでも、寄生虫は、ウイルスや細菌とは生物学的に異なっており、寄生虫感染症の薬を創るのは独特の難しさがある。

ウイルスはＤＮＡやＲＮＡを持っているが、宿主の生体内でないと増殖できないため、弱毒化したウイルスを用いて、宿主の抗原抗体反応を高めるワクチンを作製できる可能性がある。また、細菌の細胞には、哺乳類の細胞にはない細胞壁があり、これが多くの抗生物質の標的となる。例えばペニシリンに代表されるように、細胞壁の合成を阻害するような抗生物質が数多く登場している。多くのウイルスや細菌の感染に対しては、ワクチンや薬剤が一定の効果をあげて人類を救済している。一方、ヒトの寄生虫感染症に効果を示すワクチンがほとんど存在しないのは、寄生虫が宿主である哺乳類と同じ真核生物で、性質がよく似ているためだ。薬の標的となる細胞の性質も似通っているために、効き目の高い薬は副作用も強くなるとされる。さらに、抗寄生虫薬で作用機序がはっきり分かっているものは数少ない。

大村が、１９７０年代半ばに採取した土壌の中から発見した放線菌の代謝物はイベルメクチンという薬になり、世界で3億人が抱えていた寄生虫感染症による失明の危機は永遠に過去のものになろうとしている。薬が世界を一変させたのだ。

１９４５年にノーベル生理学・医学賞を受賞したアレクサンダー・フレミング（Alexander Fleming）は、青カビから抗生物質ペニシリンを発見した。世界で実用化されている薬剤のうちで、天然物由来の成分を原料とするものは相当数に上る。新しい天然の原料を求めて、土壌にひっそりと潜む微生物をハンティングしている「狩人」たちは、今なお世界中にいる。イベルメクチンも、地道な〝宝探し〟の成果から生まれた。いくら近代的な創薬技術が進歩しても、こうした〝泥臭い〟仕事が効果的であることを改めて見せつけた。

しかし、〝泥臭い〟だけではない。大村は、新規物質の発見のための国際的な産学協同研究体制の先駆的な仕組みを作り上げ、それを推進する中で発見した多数の微生物由来の物質は、生命科学を大きく前進させている。

「構造決定の大村」から新物質ハンターへの転身

大村は１９３５年、山梨県・韮崎の裕福な農家の長男として生まれ、富士山と八ヶ岳を仰ぐ自然に囲まれて育った。冬は厳しい土地柄だが、韮崎高校時代はスキー部と卓球部の主将として、クロスカントリースキーでは国体に出場するほどに実力を上げた。ここで培《つちか》った忍耐力と体力が後の研究の原動力になった。高校卒業後には家業を継ぐものと考えていたが、父が大学進学を認めてくれ、山梨大学学芸学部自然科学科に入学すると、化学、とりわけ脂質化学を熱心に学んだ。58年に卒業後、東京都立墨田工業高校定時制の教員の職に就くと、昼間は働いて夜に学ぶ学生たちの姿に刺激を受けた。一念発起して、夜間は教員をしながら東京理科大学大学院理学研究科に進学し、昼間は有機化学の実験にのめり込んだ。５年かけて修士課程を終えると、母校である山梨大学の発酵生産学科（当時）の助手に採用された。

そこで、微生物の可能性に開眼させられることになった。ワイン醸造は甲州の地場産業で、山梨大学でも盛んにワインの研究が行われている。ブドウ糖は酵母の働きによって発酵し、一晩でアルコールに分解される。「とても人にはまねできない。微生物の力に自分の学んだ化学を融合させれば、進んだ研究ができるのではないか」と考えた。

本格的に研究を志し、65年に飛び込んだのが、日本の細菌学の父・北里柴三郎が創設した社団法人北里研究所だった。修士でありながら、採用は「技師補」という大卒級のポジションだった。所長である秦藤樹《はたとうじゅ》の論文の清書などをいとわずこなすうち、ぐんぐんと専門知識が蓄えられるとともに、周りの信頼も勝ち得ていった。

秦は、北里柴三郎に師事した細菌学者、秦佐八郎《さはちろう》の娘婿である。佐八郎は、ドイツのパウル・エールリヒ（Paul Ehrlich）と共に10年、まだペニシリンが実用化される以前の世界初の化学療法薬として、梅毒の特効薬サルバルサンを発明した。免疫に関する研究でイリヤ・メチニコフ（Ilya Mechnikov）と共に08年にノーベル生理学・医学賞を受賞したエールリヒは、サルバルサンが化学療法の道を切り拓いたことで、佐八郎と共に2度目の受賞の呼び声も高かったが、それがかなう前に2人は命尽きた。

さて、秦藤樹は53年、放線菌が産生するマクロライド抗生物質、ロイコマイシンを発見していた。マクロライドとは、12以上の原子から構成される大きなラクトン環を含む構造の配糖体を持つ物質の総称である。ロイコマイシンは、既に臨床用に市販されていたが、その構造は未知であった。秦は、その構造決定を大村に委ねた。12もの成分を単離し、68年に全成分の構造を決定したのが、大村の初めての大仕事となった。

それ以後、秦がそれまでに発見した物質が次々と回されてくるようになった。大村は、核磁気共鳴（NMR）や紫外可視分光光度計、赤外分光計などを駆使して、それらの構造を決定していった。一方、隣の研究室では新しい物質を見つけようと探索に取り組んでいたが、1年経っても全く見つからないことはざらだった。「人が苦労して見つけた物の構造決定をしているだけではダメだ。私も泥を被ってやろう」。大村は、新たな研究グループを立ち上げ、新規物質探しとその構造決定を自分たちの仕事に据えた。

〝構造決定の大村〟の評判が立つようになって、海外の学会などへ渡航の機会が巡ってきた。71年からは米国東海岸のウェズリアン大学に招聘《しょうへい》されることになった。提示された給料はいくつか応募した大学の中で最も低かったが、当時北里大学薬学部助教授だった大村に、客員教授のポストが用意されていた。

大村を招き入れたのは、米国化学界の重鎮だったマックス・ティシュラー（Max Tishler）で、後に米国化学会会長を務めることになった。世界最大の製薬企業・米国メルク社の研究所長職にあった頃は、ビタミンB_{12}、C、B_6、D、E、K_1の合成法を開発。第二次世界大戦中はペニシリンを量産したり、麻疹《ましん》、流行性耳下腺炎のワクチンや、心臓病、高血圧、関節リウマチ、うつ病などの治療薬の開発陣を率いたりと、同社の中興の祖と呼ばれるほどの大化学者だった。

大村は、伸び伸びと研究に打ち込める環境に恵まれただけでなく、一流の学者たちと親交を結ぶ機会を得ることができた。しかし、渡米から1年半後には帰国命令が下った。当時、日本の研究費は米国の20分の1ともされており、帰国後は今ほどの恵まれた研究環境は得られないだろうと考え、研究の合間を縫って、帰国後に使える研究費の獲得のために奔走した。

大村は、複数の製薬企業に対して、新規物質の探索についての共同研究を提案した。北里研究所で、微生物やその産生物質を探索し、試験管内の実験で生物活性のある物質かどうかを評価する。もし、活性を示す物質が見つかった場合、特許を取得した後に、その特許は製薬企業に渡す。動物実験以降の開発研究は製薬企業が行い、その物質を製剤化して実用化に成功した場合には、ロイヤルティー(特許権使用料)を北里研究所に支払ってもらうというものだった。

そして、大村が取った最も卓越した戦略は、ヒトの薬ではなく、動物薬に照準を定めた提案をしたことだ。北里柴三郎、赤痢菌を発見した志賀潔《しがきよし》らが連なる北里研究所の伝統からすれば、人命を救う薬を創るほうがいい。しかし、世界中の大手の製薬企業が血眼でヒトの薬探しに取り組んでいるのに、自分たちのような弱小グループがやっても勝ち目はないとにらんだ。動物薬の探索研究を手掛けている大企業はなかった。また、当時は動物専用の薬は少なく、多くはヒトに使ってきた薬を動物にも使っていた。大村は、「動物には動物特有の病気がある。逆に、動物薬として見つけたものがヒトにも使える可能性があるだろう」と考えた。

こうした大村の提案に対し、ティシュラーのつてでメルクの研究所との間で年間8万米ドルの研究費を受けて共同研究を行う契約を結んだ。後には、そのほかにも、ファイザーなど世界に名だたる製薬企業が同意してくれて、研究資金を取り付けることができた。

73年に帰国した大村は、秦の後任として北里研究所の抗生物質研究室室長となった。研究室の面々は、ビニール袋を常に携帯し、通勤時や出張時にスプーン1杯の土を採取することを課せられた。１gの土には１億個以上もの微生物がおり、中には薬を創り出す菌がいるかもしれないからだ。もっとも年間３０００あまりの菌を調べたところで、有望な新規物質はなかなか見つからなかった。

ゴルフ場から発見された土壌菌から画期的新薬が誕生

１９７４年、静岡県伊東市川奈のゴルフ場近くで採取された土から新種の放線菌（ＯＳ-３１５３）を発見した。大村らは後に*Streptomyces avermitilis*（２００２年に*S. avermectinius*と改名）と名付けられたこの菌株を、培養方法や抗微生物活性などの一次評価の記録と共にメルクに送った。

放線菌は、主として土壌中に生息する原核微生物で、細胞の構造や大きさは細菌類に近いが、糸状菌のように放射状に菌糸が生育して、先端に様々な形の胞子を形成することから、そのように呼ばれている。生態系においては、落葉などの有機物の分解などの大きな役割を担っている。

土壌生物由来の有機化合物の探索は、創薬の王道である。放線菌の一種である*Streptomyces griseus*の培養液から見つかったストレプトマイシンは結核の特効薬となり、発見したセルマン・ワクスマン（Selman A. Waksman）は、１９５２年にノーベル生理学・医学賞を受賞している。これを機に、放線菌、とりわけ*Streptomyces*属から、数多くの抗生物質や工業的に重要な二次代謝産物が見つかっている。新規の微生物代謝産物の約7割は放線菌から発見されていると言われるほど、有用な微生物資源である。

メルク社では、キャンベルらが、寄生性線虫の*Nematospiroides dubius*に感染させたマウスを用いて抗寄生虫活性を調べる実験系を組み立てた。大村から送られた菌の培養液を、感染マウスに投与したところ、寄生虫が激減するという効果が得られた。マクロライド構造を持つその物質は、エバーメクチンと名付けられた。

1979年、エバーメクチンの発見についての最初の論文が、メルクの多数の共同研究者との共著により発表されたが、大村の名は共同研究の総括者として刻まれている。

メルクの研究所では、エバーメクチンの構造決定に加え、各種動物の寄生虫に対する活性を調べたり、野外試験を行ったりして、開発のための研究に本腰を入れてきた。

エバーメクチンは、牛馬の腸管に寄生する線虫類に効果が高く、ほぼ100%駆除することができた。

同社の合成グループは、エバーメクチンを基にその有効性を高めるための改変を試み、誘導体（分子構造の一部分を変化させた化合物）を合成した。中でも、水素分子を添加したジヒドロ誘導体は大幅に活性が向上しており、これがイベルメクチンと名付けられた（図2-1）。

81年に、エバーメクチンの成分中のAvermectin B1a/bは、害虫駆除のための農薬『Abamectin（アバメクチン）』として発売された。一方、イベルメクチンも同年、『IVOMEC（アイボメック）』という商品名で家畜やペットの寄生虫に対する注射薬として発売された。家畜の消化器官にいる線虫を退治すれば、飼料効率を大幅に上げることができる。IVOMECは発売開始から2年後の83年には、動物薬の売り上げトップに躍り出て、その後20年あまり首位を保ち続けた。世界中で食料と皮革の増産につながり、イヌのフィラリア症などの予防薬としてペットにも多用された。

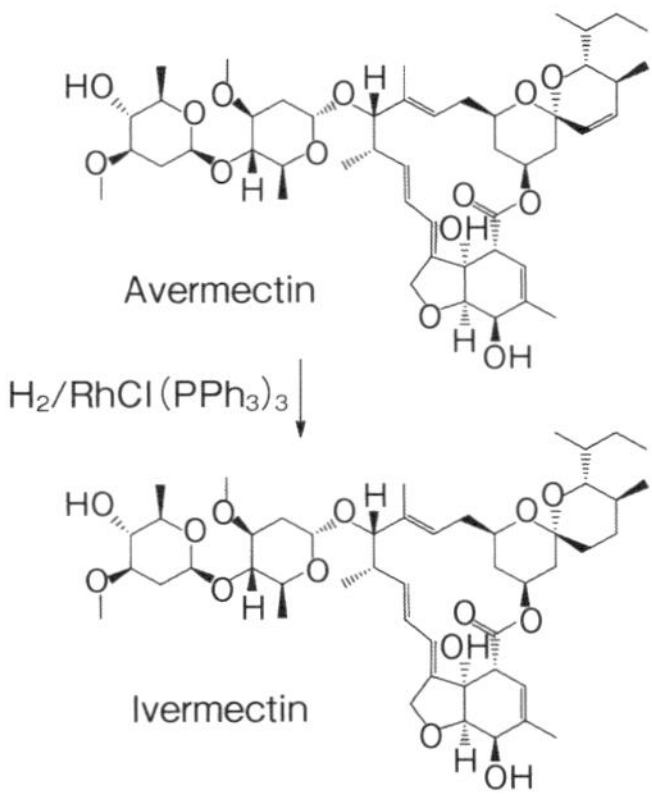

図2-1　エバーメクチンとイベルメクチン

　これだけでも人類への大いなる貢献だが、さらに、大村の当初の読みが的確だったことが明らかになった。イベルメクチンはヒトの病気にも有効だということが分かってきたのだ。

　イベルメクチンが馬の寄生虫（*Onchocerca cervicalis*）に感受性を示したことから、これに極めて近縁なヒトの寄生虫（*Onchocerca volvulus*）にも有効ではないかと考え、メルクはヒトの治療薬としての可能性を見いだしていた。

この線虫への感染によって発症するオンコセルカ症（河川盲目症）は、アフリカなど熱帯の風土病で、皮膚と目に障害を起こす。ブヨによって、感染したヒトから別のヒトへと、ミクロフィラリア（未成熟な被鞘《ひしょう》幼虫）が媒介される。これがヒトの体内で成虫になって14年あまり生き続ける間に何百万という大量のミクロフィラリアを産む。ブヨによって他のヒトに移されたミクロフィラリア以外は数週間生き続け、皮下組織を移動して様々な症状を引き起こす。死滅する際に死骸によって激しい炎症反応が誘発され、皮膚では猛烈な痒《かゆ》みを生じ、目に入ると視力低下から失明にまで至る。オンコセルカ症は、熱帯アフリカを中心に世界で35ヵ国に蔓延しており、毎年１８００万人が感染し、77万人が失明していた。アジア・アフリカにおいては、クラミジアを病原体とするトラコーマに次ぐ失明の原因となっていた。

感染者に対して、イベルメクチンを体重１kgあたり２００μg（以下、２００μg／kgと表記する）、１回、注射で皮下投与したところ、１００％もしくはそれに近い寄生虫駆除効果が示された。82年にイベルメクチンのヒトへの有効性が発表され、87年に『Mectizan』錠として、いち早くフランスで承認された。大村たちは、これを生み出す放線菌の継代培養や特定成分の選択的生産に関する研究などを分担して、開発を支えた。

88年から、世界保健機関（ＷＨＯ）を介して、アフリカにおいてメルク社による無償提供が開始され、年1回、Mectizanの集団投与が行われるようになっている。

イベルメクチンの効果はミクロフィラリアに対してのみで、成虫には効き目がなかった。しかし、成虫を急に殺してしまうと、宿主であるヒトがアナフィラキシー・ショック（急性の全身性ショック）を起こしかねないため、むしろ理想的な薬であった。成虫がヒトの体内で生き続ける14年間は年1回この薬を飲み続ける必要があるが、ミクロフィラリアが死滅してしまえば、新たにヒトに感染させることはなくなる。成虫を持っている人は減り、やがて病気は撲滅できる。

一方で、蚊が媒介する線虫がリンパ系の働きを阻害するリンパ系フィラリア症に対してもイベルメクチンは効果を示した。２０１２年には世界中で3億人以上に投与される世界最大の薬となったが、そのほとんどは熱帯病撲滅のために無償供与されている。

オンコセルカ症は25年に、リンパ系フィラリア症は20年には撲滅が見込まれており、ユネスコ（国際連合教育科学文化機関）からは、発展途上国における「公衆衛生上過去最大の成果」と高く評価された。

後に、結合するタンパク質が同定され、その遺伝子のクローニングがなされるようになったことで、作用機序も徐々に解明された。

エバーメクチンは、寄生虫など線形動物の神経細胞や筋細胞に存在するグルタミン酸作動性塩素イオンチャネル（GluCl）という膜タンパク質に選択的に結合する。GluClは細胞と細胞膜外を隔て、細胞膜外の塩素イオンが細胞内に入るのを防ぐ役割をしている。タンパク質の間に薬が挟まって通り道が広げられるため、塩素イオンに対する細胞膜の透過性が上昇して、流入した塩素イオンが強い毒性で神経伝達を阻害して神経細胞や筋細胞を麻痺させ、寄生虫を死に至らせる。一方、哺乳類の塩素イオンチャネルへの親和性は低いため、中枢神経系に浸透することはない。タンパク質の働きを改善することで効く数少ない薬である。

北里研究所の再建も果たす

熱帯の感染症は日本では無縁のようだが、イベルメクチンは、実は日本でも使用されている。２００２年、『ストロメクトール』錠として、米国メルク社が製造し万有製薬（当時）から発売された（現在はマルホが販売）。適応となったのは腸管糞線虫症で、九州南部や沖縄にかけて数万人の患者がおり、土壌などに存在するフィラリア型幼虫に経皮的に感染して、咳や下痢などを起こす。06年には、ダニによって引き起こされる疥癬の適応も追加された。１回のみの服用で済み、これまで治療薬のなかった、これら2疾患の特効薬となった。

動物薬から始め、結果的にヒトにも貢献できた。大村は、思わぬ自然の授かり物を喜ぶとともに、計り知れない微生物の可能性に、改めて目を見張った。

メルクが無償提供したために、ヒトのオンコセルカ症の薬として販売されるロイヤルティーは発生せず、北里研究所に入ってくるのは動物薬や農薬の分に限られたが、それはまた別の大きな恩恵をもたらした。実は、共同研究を始めた頃の北里研究所の財政は火の車で、大村の研究室の存続さえ危うかった。世界の大手製薬企業を回るうちに、大村は、改めて北里柴三郎の知名度を思い知らされ、研究所を守るべきとの使命感を抱くようになっていた。

発見者への対価は、本来は20％だが、大村はそのうち18％を研究所に注ぎ込み、１％を共同研究者たちに配分し、自らの手元には１％とした。研究所は、イベルメクチンだけで２２０億円以上の収入がもたらされたことで、一気に持ち直した。さらに、大村は、経営の打開策として第二病院の開設を提案した。埼玉県北本市に９万坪の土地を購入し、１９８９年に北里研究所メディカルセンター病院（現・北里大学メディカルセンター、当時２００床）を開院した。自ら手にした特許料で購入したり、寄贈を受けたりした絵画が多数飾られ、院内でコンサートを開催するなど、〝ヒーリングアート〟という言葉もまだなかった時代から、その先鞭をつけた。

故郷である韮崎市にも、〝錦を飾った〟。「近所の人たちに励まされ、時には叱られたりしながら成長している。それに恩返ししたい」と考えたからだ。過疎化が進む中で高齢者たちの安らぎの場としたいと、温泉を掘削して日帰り浴場を作った。また、趣味で収集した絵画を展示するために私設美術館を開設し、後に市に寄贈した。

生化学分野で名を知らぬ者がない画期的試薬も開発

大村グループの業績は、イベルメクチンだけではない。1科、14新属、69新種の微生物を見つけ、それらを含む微生物が創り出す500種を超える化合物を発見、うち26の化合物が医薬品や農薬、研究用の試薬に使われている（2018年1月現在）。さらに、100以上の化合物が全合成されており、有機化学の発展にも貢献している。

中でも、大村が最も思い入れが深いと振り返るのが、1977年に射止めたスタウロスポリン（図2-2）で、生化学分野では知らぬ者がないというほど有名な試薬だ。75年に岩手県水沢市（現・奥州市）の土壌から分離された放線菌が産生する、インドロカルバゾール骨格を持つアルカロイド（植物由来の窒素を含む塩基性の有機化合物）で、発見当初から血圧降下作用をはじめ多様な生物活性があることが知られていたが、毒性が強く、組織との不可逆的結合という作用から、医薬品としての開発は見送られていた。

しかし、86年、協和発酵工業（当時）のグループが、スタウロスポリンに、当時発売されていたプロテインキナーゼC（PKC）阻害薬の10～100倍という強力な阻害活性があることを報告した。タンパク質リン酸化酵素であるプロテインキナーゼの中でも、PKCは細胞のシグナル

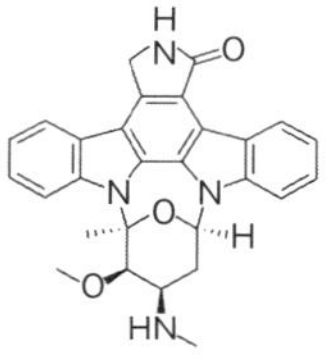

図2-2　スタウロスポリン

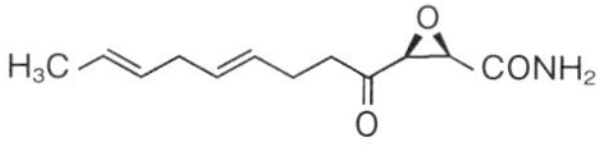

図2-3　セルレニン

伝達の鍵を握る物質とされていたため、がぜんスタウロスポリンは脚光を浴びることになり、生化学研究用試薬として発売され、細胞の情報シグナル伝達機構の解明の研究に多用されるようになった。スタウロスポリンを用いた原著論文の数は94年から5年間だけで２５００報を超えており、全合成で名を馳せたサミュエル・ダニシェフスキー（Samuel J. Danishefsky）の合成化学の論文も含まれている。

また、世界の製薬企業は、その構造活性相関（化学物質の骨格的構造と薬学的あるいは毒性学的な生理活性との間に成り立つ量的関係）に着目し、スタウロスポリンを模して、より選択性を高めてＰＫＣを阻害する化合物が多数合成された。中でも、チロシンキナーゼ（チロシンリン酸化酵素）を標的とするメシル酸イマチニブ（『グリベック』）やゲフィチニブ（『イレッサ』）などは、がん治療における画期的な分子標的治療薬となった（１０４ページ参照）。スタウロスポリンのゲノム解析も進み、さらに有効性と安全性を高めた誘導体を開発するための研究はなお進められている。

67年、*Acremonium caerulens* という真菌から産生されるセルレ

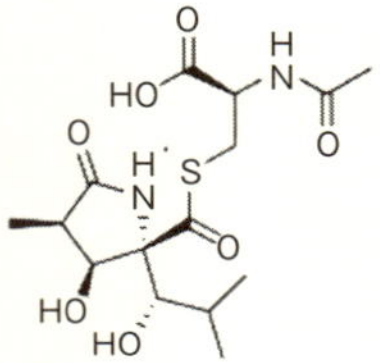

図2-4　ラクタシスチン

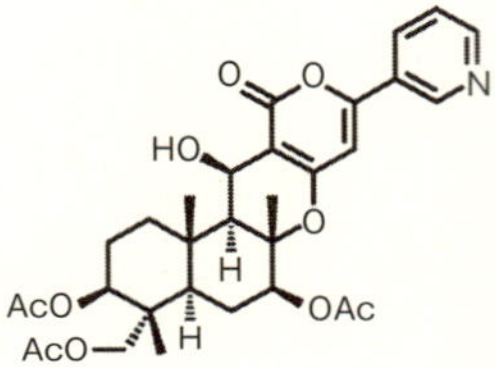

図2-5　ピリピロペン

ニン（図２－３）を見つけて構造を決定すると共に作用機序を明らかにした。セルレニンは、世界最初の脂肪酸（脂質）生合成の初期段階に作用する酵素の阻害薬として注目を集めた。

86年には、トリアクシン（アシルＣｏＡ合成酵素阻害薬）を発見した。ジェームズ・ロスマン（James E. Rothman）が、細胞内で生成されたタンパク質を細胞核などの目的の場所まで運ぶ小胞輸送を解明するに際し、大村はトリアクシンの使用を助言して、２０１３年のノーベル生理学・医学賞受賞に貢献した。１９９１年には、ラクタシスチン（図２－４）を発見した。後にプロテアソーム（細胞質に存在するタンパク質分解活性を持つ巨大な複合体）を特異的に阻害する物質と分かり、様々な研究に用いられている。

93年には、ＡＣＡＴ（アシルＣｏＡコレステロールアシル基転移酵素）阻害薬であるピリピロペン（図２－５）を発見した。ＡＣＡＴには、ＡＣＡＴ－１とＡＣＡＴ－２の２種類があるが、ピリピロペンはＡＣＡＴ－２の非常に選択的な唯一の阻害薬で、遠藤章が発見したスタチン（ＨＭＧ－ＣｏＡ還元酵素阻害薬）とは作用機序の異なるコレステロール低下薬として有望視されており、北里では米国の大学とベンチャー企業を起こして開発に挑んでいる。また、Meiji Seikaファルマとの共同研究により、誘導体であるＭＥ５３４３は、アブラムシ類の駆除に極めて有用性が高く、動物への安全性も高いと分かった。導出（開発・販売するライセンス供与）先のドイツのＢＡＳＦ社では２０１６年、米国とカナダで農薬登録申請を行った。

大村は、米国を始め7ヵ国のアカデミー会員に推挙され、14年には途上国の保健問題に貢献した科学者を顕彰するガードナー国際保健賞を受賞するなど、国内外の賞を多数受賞した。

研究の傍ら、研究所の経営にも取り組み、社団法人北里研究所と学校法人北里学園の統合を主導し、新しい学校法人名を「北里研究所」とすることにこだわった。エミール・ベーリングと共に、ジフテリアの血清療法を開発した北里柴三郎は、第1回ノーベル生理学・医学賞（１９０１年）の候補に挙がっていたとされる。しかし、受賞したのはベーリングのみであった。

大村は先達である柴三郎を誰よりも敬い、再建に尽くした研究所で、自らのノーベル賞を呼び込んだ。感染症征圧に賭けた思いも１００年の時を超えて開花させた。今も天然物創薬推進プロジェクトの推進役として、後進に助言を与え続け、結核やエイズなど、まだ人間が克服できない病を微生物が救う日が来ることを信じている。

大村 智氏に **聞く**

自然はアートで秩序立っている。美しいと感じる心が「発見」を生む

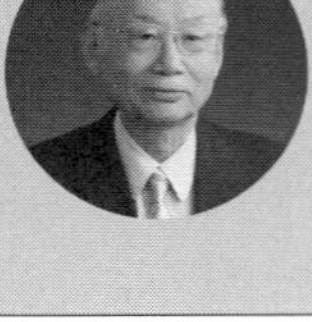

——イベルメクチンを通じて、人類に大きく貢献できた。

微生物は、何万年、何億年前から、人間に有用な化合物を創っていた。それを見つけただけで、そう自慢にはならない。

ただ、２００４年にガーナを訪れた際に、オンコセルカ症は致死的な病気ではなくても、感染して盲目になった人の生活の質が台なしになることを実感した。目が見えない人たちは毎朝子どもに手を引かれて大きな木の下に集まり、日がなおしゃべりをして過ごしていた。夕方に学校から戻ってきた子どもが家に連れて帰る。微生物が創っていてくれた物でも、それを見つけられて心底良かった。

――メルクとの共同研究が奏功した。

メルクだけでは絶対見つからなかったはずだし、私だけでも絶対薬にならなかった。当時、産学連携に対して、「企業の片棒担ぎ」と冷ややかな風潮もあったが、私は「使える薬を見つけるには、企業と組まなくてはダメだ」と説得して回った。

――これだけの成果を挙げたグループは、世界に類を見ないのではないか。

研究室のシステムを変えたことが、奏功した。新しい物を見つけ出す苦労は変わらない。ある活性の物を見つけようとしても、なかなか目当ての物は引っ掛かってこない。特殊な評価系を導入すると共に、先に培養液中に新規の化合物を見つけ出してから活性を調べるという逆転の発想も採り入れて発見したのが、スタウロスポリンだ。

私は今も袋を持って歩いており、皆で土を採取すると、わずか１gの土から何千という菌を分離して機能を見つけていくグループがある。実際に使って活性が出ると、様々な共同研究の申し込みが入り、薬の開発へとつながっていく。探索だけではなく合成などのグループもあり、学生まで入れると１００人以上のチームだ。新規化合物が見つかると、それを既知の物質と比較しつつ活性を調べていく過程は、他に類を見ないほどシステマティックだ。

――イベルメクチンの無償供与には不満もあるようだが。

メルクは社会貢献と言いつつ、原価分は利益から控除され、大きな節税のメリットがある。北里はそうした利点がなく、無償供与を想定した契約を結んでおくべきだった。ただし、元々は微生物が創っていた物であり、お金にこだわり過ぎてはいけない。

――若い人には何を伝えているか。

人まねをして失敗しても何も残らないから、独自のことをやってみろと言う。自分が何か持っていれば、必ず物質を引き寄せることができる。自然はアートであり、秩序立っている。それを美しいと感じる心がなく、自然を踏みにじるようでは、科学は進歩しない。美しい物は希望を与え、希望があれば、困難に打ち勝てる。

人のために何かをしてみたいと言っていれば、できるようになる。そのためには、感性や想像力をしっかり身に付けなくてはいけない。孔子も説いている通り、人生で一番大事なものは思いやりだが、想像力がなければ、それも生まれてこない。

北里は、やる気があれば何でもできる。北里先生への感謝の心は忘れないでほしい。

ファビピラビル

新型インフルエンザとエボラ対策の「切り札」を開発

抗ウイルス薬

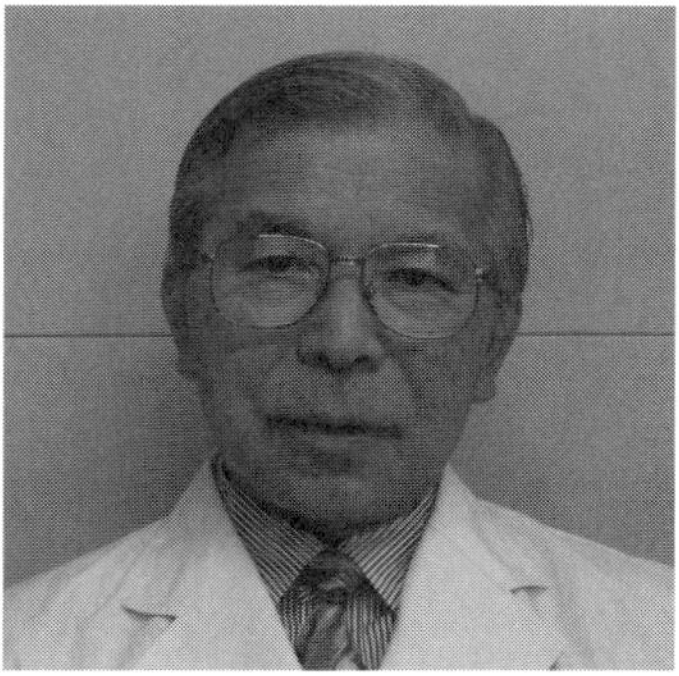

白木 公康

●

しらき きみやす

千里金蘭大学副学長。1953年岐阜県生まれ。77年大阪大学医学部を卒業。同年、大阪大学医学部附属病院小児科にて臨床研修。83年医学博士の学位を取得。84年ペンシルベニア州立大学医学部微生物学教室に所属。90年大阪大学微生物病研究所助教授に就任。91年富山医科薬科大学（現・富山大学）医学部教授（ウイルス学教室）に就任し、富山化学工業が合成した化合物の中から、ウイルスの活性抑制を持つ化合物を発見して、2000年のファビピラビル（T-705）の製品化に貢献する

大型のインフルエンザ治療薬として期待されたファビピラビル（『アビガン』）は、2014年に世界に先駆けて日本で承認されたものの、「新型又は再興型インフルエンザウイルス感染症（ただし、他の抗インフルエンザウイルス薬が無効又は効果不十分なものに限る）」と条件が付けられた。しかし、西アフリカで猛威を振るったエボラ出血熱に有効であるとして脚光を浴び、国際貢献に寄与することになった。

開発に関わった白木公康は1953年、岐阜市内の商家に生まれた。理系科目を中心に成績は良く、物理学を究めたいと思っていたが、一流の物理学者になる道は険しそうに見えた。大阪大学（阪大）に進学していた兄に勧められて阪大医学部を受験して合格、77年に卒業すると附属病院小児科で臨床研修を始めた。

阪大の〝お家芸〟の一つが微生物学研究だ。商都、大阪・神戸が外来伝染病の侵入門戸となるのを防ぐため、34年に附置施設として微生物病研究所（微研）を設立。感染症の基礎とその征圧について熱心に研究が行われていた。

白木は、臨床に役に立つかもしれないと、微研麻疹部門の教授だった高橋理明《たかはしみちあき》の下で感染症学を究めることにした。高橋は、現在は定期接種されている乾燥弱毒生水痘ワクチンを74年に完成させており、全国でも数少ないウイルス学の研究室を主宰していた。

まず任された仕事は、単純ヘルペスウイルス（ＨＳＶ）を抑えるための標準治療薬として海外で広く使われていたアシクロビル（『ゾビラックス』）を日本に導入するための薬理試験だった。日本人患者から分離されたＨＳＶ約３００株について有効性を調べ、丹念にデータを集めた。

他の研究室の教授からは、「こんなことをいくらやっても論文にならないよ」と助言されたが、白木は「自分がやらないと薬にならない」と信念を持って当たった。そこで薬の臨床開発の過程を学んだ。

米ペンシルベニア州立大学に留学後、高橋の下で助手、助教授と順調に出世し、91年富山医科薬科大学（現・富山大学医学部）のウイルス学の教授に就任した。37歳と医学部同級生の中で最も若くして教授になったが、抗ヘルペス薬の薬理研究では既に名が売れており、いずれ臨床に戻ろうかという迷いも吹っ切った。

民間製薬企業と共同研究を開始

富山は３００年の歴史を持つ薬どころで、約60社の製薬企業がひしめく。富山化学工業（以下、富山化学）は化学薬品の製造・販売・研究を生業として１９３６年に創業。合成ペニシリン製剤『ペントシリン』の開発を始めとし感染症領域を柱にして、抗生物質や合成抗菌薬の開発に力を入れていた。次は世界に通用する抗ウイルス薬を創りたいと、白木は着任から程なく、共同研究を持ちかけられた。富山化学の合成化学者たちは伝統と実力を備えており、〝合成能力は一流〟との評判も自負もあった。

まず、白木の専門でもある抗ヘルペス薬の探索を始めた。同社で合成した化合物を白木の研究室に持ち込み、培養細胞を用いて薬剤感受性を調べる。細胞とウイルスを入れたシャーレに化合物を入れてみて細胞が生き残るかどうかを見る古典的なスクリーニング法だ。やがて富山化学の研究者はその方法を習得して自社で探索するようになり、対象もヘルペスだけでなく、インフルエンザなど様々なウイルスへと広げていった。

89年に世界初のインフルエンザ治療薬として、ノイラミニダーゼ阻害薬であるザナミビルが開発された。ノイラミニダーゼは、インフルエンザウイルス細胞の表面にあるウイルス複製に不可欠な酵素である。これが細胞表面の糖タンパク質からシアル酸という糖を切断するとウイルス粒子が遊離するが、この酵素の働きを阻害することでウイルス増殖は抑えられる。99年に欧米で、吸入薬『リレンザ』として承認された（日本発売は2000年）。英国では当初、1日早く出勤できる程度の治療効果では費用に見合わないとして、保険償還すべきかどうかが議論になった。また、抗インフルエンザ薬は服用期間も短く、薬になりにくいと考えられていた。

しかし、96年、2剤目のノイラミニダーゼ阻害薬オセルタミビルが開発されると、市場の可能性が開けてきた。これが、最初の経口インフルエンザ治療薬となった『タミフル』で、日本発売は２００1年である。

3万種類の化合物から到達した比類のない核酸誘導体

富山化学で合成された3万近い化合物を週に約６００種類ずつ試した中から、インフルエンザウイルスの活性抑制を呈する候補化合物が見つかった。白木も構造について助言を与え、原子配列を少しずつ変えた周辺化合物の合成を繰り返した末、到達したのがT－７０５（図２－６）だった。

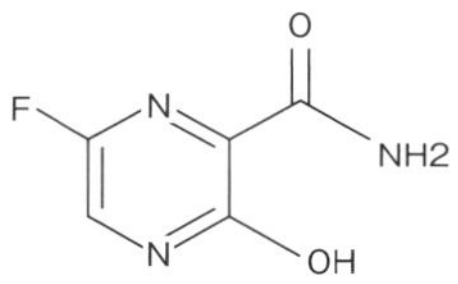

図2-6　ファビピラビル（T-705）

１９９８年、その構造を初めて見せられた白木は目を見張った。ひと目で核酸誘導体（ＤＮＡやＲＮＡなどの核酸に修飾基を付加して得られる化合物）だと分かったが、先行研究や特許の網をくぐり抜けた、手付かずの新規物質であることに驚かされたのだ。

抗ウイルス薬の開発は難しい。細菌などは自ら細胞分裂して増殖するのに対し、ウイルスは最小限の自己複製能力しか持たず、感染した宿主の細胞の増殖機構に依存して増えるため、宿主細胞に害を与えず、ウイルスだけを抑制する薬を創らなくてはならない。

細胞の生存や分裂にはＤＮＡやＲＮＡなどの核酸が必須だが、核酸系化合物の類似物質であれば、生体内で本来核酸が結合する部位に結合し、核酸によって起こる反応を競合的に阻害する薬になり得るはずだ。こうした信念の下に合成されたのが、抗ヘルペス治療薬のアシクロビルである。メルカプトプリン、アザチオプリン、アロプリノール、アジドチミジン（ＡＺＴ）なども同様の核酸誘導体で、これらの開発に当たった英バローズ・ウェルカム（現・グラクソ・スミスクライン）社のジョージ・ヒッチングス（George H. Hitchings）とガートルード・エリオン（Gertrude B. Elion）は88年にノーベル生理学・医学賞を受賞している。

ＡＺＴは、当初、抗がん剤を目指したがかなわず、満屋裕明がヒト免疫不全ウイルス（ＨＩＶ）の増殖を抑える作用を発見し、87年に米国で承認されて世界初のエイズ治療薬となった。核酸誘導体は抗ウイルス薬として有望視されており、続く研究者たちは何千もの化合物を合成している。国内でも核酸関連物質に強みを持つヤマサ醤油や味の素なども参入した。Ｔ－７０５は、その網に掛からなかった物質だ。アシクロビルは、その類似化合物であるファムシクロビルが合成されている。しかし、Ｔ－７０５は、２０１７年時点でそれを超える活性を持つ抗ウイルス薬は発表されていないことからも、その比類のなさが分かる。

２種類の動物で薬効を確認

白木は、Ｔ－７０５の薬理試験を任された。幸い、風邪やインフルエンザに対して多用されている漢方薬、葛根湯の作用機序を解明したばかりで、良い動物モデルを持っていた。致死的なインフルエンザ感染マウスモデルを作製して、薬効を評価する実験系を確立していた。そのマウスにＴ－７０５を与えてみると、死亡を免れるという予想通りの結果だった。しかし、種差で薬効が変わることがあるため、念を入れてイタチ科のフェレットでも実験したところ、やはり同様の効果が得られた。ノイラミニダーゼ阻害薬が効かない、重症インフルエンザウイルス（高力価）感染の場合でも、強い活性と生存率の改善効果などが示された。Ｔ－７０５とファビピラビルが、ヒトのインフルエンザ治療薬になるという確信は揺るぎないものになった。

１９９８年８月、ファビピラビルは物質特許を取得した。２０００年、一連の実験結果は「ICAAC（抗菌薬と化学療法に関するインターサイエンス会議）」の大舞台で発表され、02年には国際雑誌で発表された。近年はヒトでの試験をすべて終えるまで結果発表を控えることが一般的になっている。しかしＴ－７０５は、新薬の候補物質の段階で、依頼された場合には当該物質の提供義務がある雑誌に報告された。これが後に国際的な評価につながった。

臨床開発は富山化学に委ねられた。治験には多額の費用が必要だが、その当時、同社は苦境に立たされていた。主力製品の一つ、導入品である脳血管障害性精神症状改善薬アニラセタム（『サープル』）は200億円近い売り上げがあったが、有効性が再検証できず00年に薬価基準から除外されて売上高が激減し、損失を計上するようになっていた。

富山化学は、海外の製薬企業にライセンス供与を持ちかけたが商談は不調だった。欧米では、インフルエンザでも服薬しないことが多い。同社は臨床開発をほぼ断念しかけていた。

兵士保護のため米国で治験を開始

しかし2003年になって、状況が変化した。米国ユタ州立大学教授のドナルド・スミー（Donald F. Smee）からサンプル提供の依頼を受けた。米国では保健福祉省（HHS）がバイオテロリズムへの対処を担っており、国立保健研究所（NIH）が病原体や医薬品開発の基礎研究を行っている。スミーはNIHから研究を依頼されていた。

04年、富山化学は、NIH傘下の米国立アレルギー・感染症研究所（NIAID）との間でファビピラビルのサンプル提供契約を締結。スミーらが行った動物実験により、05年頃から東南アジアで猛威を振るっている高病原性鳥インフルエンザ（H5N1）ウイルスに高い抑制効果を示すことが分かった。この結果が06年に報告されると、米国では07年３月から富山化学が治験を開始した。

湾岸戦争時、兵士たちへのバイオテロ対策として、天然痘や炭疽《たんそ》菌のワクチンを接種したが、副作用で不調をきたす者が出た。このため、米軍では、食品医薬品局（ＦＤＡ）に承認されている薬以外は用いてはいけないことになった。ファビピラビルがインフルエンザで承認されれば、適応外で致死性のＲＮＡウイルス感染症に用いることもできるはずだ。米国防総省は米兵保護目的で開発を後押しし、12年には約１億４０００万ドルを助成した。

この頃には、白木、スミー、そして、東京大学医科学研究所教授の河岡義裕《かわおかよしひろ》らの研究によって様々な知見が明らかになってきた。まずその作用機序は、ファビピラビルはウイルスが感染した細胞内に入り込み、ウイルス増殖に必要な酵素、ＲＮＡポリメラーゼの働きを止め、ＲＮＡウイルス増殖を阻害する。ノイラミニダーゼ阻害薬は、感染後できるだけ早く、もしくは予防的に服用する必要があるが、ファビピラビルは病状が進行していてもウイルス量を減少させられる。また、Ｈ１Ｎ１、Ｈ５Ｎ１などを含む各種インフルエンザウイルスに対して幅広く効果を示す。さらに、既存薬に対する耐性株に対しても有効で、薬剤耐性が極めて出にくい。ノイラミニダーゼ阻害薬との併用で相乗効果も期待できる。

一方、ヒトの臨床試験前に実施した動物による安全性試験で、初期胚の致死および胎児に奇形が生じる催奇形性が認められた。しかし、海外では、それを承知の上で、致死性のＲＮＡウイルス感染症に有効であるという特性が大きく評価されている。

新型・再興型に限った国内承認

富山化学は日本国内で２００７年1月から治験開始に踏み切った。08年2月、医薬品事業への本格参入を目指す富士フイルムが１３００億円で富山化学を買収。これで約３００億円を調達でき、国内の治験が加速された。

11年3月、富山化学は、日米での治験データに基づき、国内で製造販売の承認申請を行った。通常、新薬の審査期間は1年程度だが3年を要し、14年3月に、『アビガン（Avigan）』という商品名で２００㎎錠が承認された。ただし、季節性インフルエンザへの適応はなく、Ｈ５やＨ７等の新型インフルエンザが発生し、対策に使用すると国が判断した場合にのみ生産・使用できるという条件付き承認となった。妊婦および妊娠の可能性がある女性に対しては、投与が禁忌となった。臨床試験では尿酸値の軽度上昇が見られたぐらいで、被験者に大きな副作用は認められていなかった。

動物実験での感触から、インフルエンザウイルス感染の切り札になるだろうと期待していた白木も富山化学も、喜び半ばで、落胆も大きかった。

治験で比較対照とされたオセルタミビルの大きな特徴は、解熱作用である。このため、抗インフルエンザ作用について解熱等を主要評価項目とした場合、ファビピラビルの有効性が十分反映されにくいとされる。ともあれ、日本は世界で唯一、ファビピラビルが承認された国となった。

唯一のエボラ治療薬候補として効果

その頃、西アフリカではエボラ出血熱が猛威を振るっていた。エボラウイルスに感染して起こるこの感染症は、発熱や倦怠感の後、下痢や嘔吐、出血などの症状が出て、重症化すると多臓器不全で死亡する。致死率はウイルスの型により20〜90％である。エボラウイルスは、自然宿主としてコウモリが有力とされ、ヒトでは感染者の体液を介して感染する。

２０１３年12月にギニアで始まった感染は過去最悪の規模となってリベリアやシエラレオネにも広がり、世界保健機関（ＷＨＯ）は14年8月、さらに拡大する恐れがあるとして「国際的に懸念される公衆衛生上の緊急事態」を宣言していた。有効なワクチンも直接的な治療法も確立されておらず、16年3月にＷＨＯからエボラ流行の終息宣言が出されるまで2万８０００人以上に感染し、1万１０００人あまりが亡くなった。

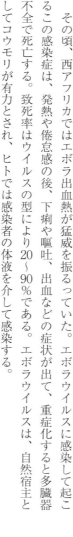

実は、エボラウイルスは、インフルエンザウイルスと同じくRNAウイルスである。欧米ではファビピラビルの動物実験で、インフルエンザ以外に、ウエストナイル熱をはじめとする様々なRNAウイルスの増殖抑制効果を示唆する研究成果が出ていた。さらに14年には、ドイツなど2つのグループがエボラウイルスを感染させたマウスにおけるウイルス抑制効果を報告していた。

エボラ出血熱の感染拡大中、欧州の患者への緊急対応として、複数人にファビピラビルが投与された。さらにフランス国立保健医学研究機構（Inserm）がEUからの資金助成を受けて14年末から15年4月にかけてギニアで実施した臨床試験では、120人以上に投与された。血中ウイルス量が比較的少ない患者では、死亡率が30％から15％へと半減していた。ギニア政府は、これらの試験の最終解析結果から、ファビピラビル投与をエボラ出血熱に対する標準療法と位置付けた。富士フイルムの山田光一が、ファビピラビル供与について、各国関係者との交渉にあたった。

エボラ出血熱の患者がいない日本国内で治験が実施できないため、ファビピラビルをエボラ治療薬として承認することはできない。このため、日本政府は、西アフリカでの流行時に提供を求められても、迅速な判断が下せなかった。しかし17年、エボラ出血熱や鳥インフルエンザなどの感染症が流行した途上国に対し、国内未承認であっても治療効果が見込まれる医薬品であれば、緊急に無償提供する方針を固めた。財源には政府開発援助（ODA）などを充てる。WHOの終息宣言後も新たな感染者が確認されており、ギニア政府からも日本政府に対してファビピラビル提供の要請がなされていた。

また、政府の新型インフルエンザ等対策有識者会議は17年３月、新型インフルエンザに対してファビピラビルの備蓄が必要であるとする結論をまとめ、「新型インフルエンザ等対策ガイドライン」にも盛り込まれた。新型インフルエンザでは、オセルタミビルなど既存のノイラミニダーゼ阻害薬４剤が効かなかったり、効果が不十分だったりする病原性の高いタイプが発生する事態も想定される。そうした場合、国がアビガンの供給を決め、約２００万人分を上限目標として備蓄するものだ。

さらにファビピラビルは、重症熱性血小板減少症候群（ＳＦＴＳ）の治療薬としても注目されている。ＳＦＴＳはマダニが媒介するウイルス性感染症で、発熱や消化器症状、意識障害などを引き起こす。致死率が25〜30％と非常に高いうえ、これまでに有効な予防薬や治療薬が開発されていなかったが、国内では愛媛大学と長崎大学などが共同で臨床研究を実施しており、発症初期にＳＦＴＳウイルスの増加を抑制し、重症化を防ぐという高い効果が認められた。

白木は、自分の手を離れたファビピラビルの動向を見守りつつ、みずからは２つの新薬に取り組んでいる。

一つは、既存薬と異なる新しい作用機序を持つ抗ヘルペス薬、アメナメビルの開発で、白木らはその作用特性の優位性を明らかにした。アシクロビル、ファムシクロビル、ソリブジンの開発に関わってきた白木にとって、4つ目の抗ヘルペス薬であり、国産の抗ヘルペス薬ではソリブジンに続くものだ。

アステラス製薬が創製した化合物で、マルホが臨床開発を手掛け、17年7月、国内で年間100万人が発症する帯状疱疹の治療薬『アメナリーフ』として、世界で初めて日本で承認された。アメナメビルは、ヘルペスウイルスのDNA合成に必須の酵素、ヘリカーゼ・プライマーゼの阻害薬である。ヘリカーゼ・プライマーゼは、ヘルペスウイルスのDNA合成において、最初の段階で2本鎖DNAをそれぞれ1本鎖に分離してDNA合成を開始する準備段階で作用する。

一日1回の投与で済み、血中動態も良いため、同じくヘルペスウイルスである単純ヘルペスウイルスによる性器ヘルペスの再発抑制療法の理想的な治療薬になるものと、欧米から熱い期待が寄せられている。

もう一つ探索から取り組んでいるのが、ヒトサイトメガロウイルス（HCMV）のワクチンである。妊婦が妊娠中にHCMV感染すると、胎児に将来難聴や知能障害が起きる恐れがある。「100年に一度あるかないかという有効性の高い抗ウイルス薬であるファビピラビルに関われた」ことは、得難い経験として、その後の研究につながっている。

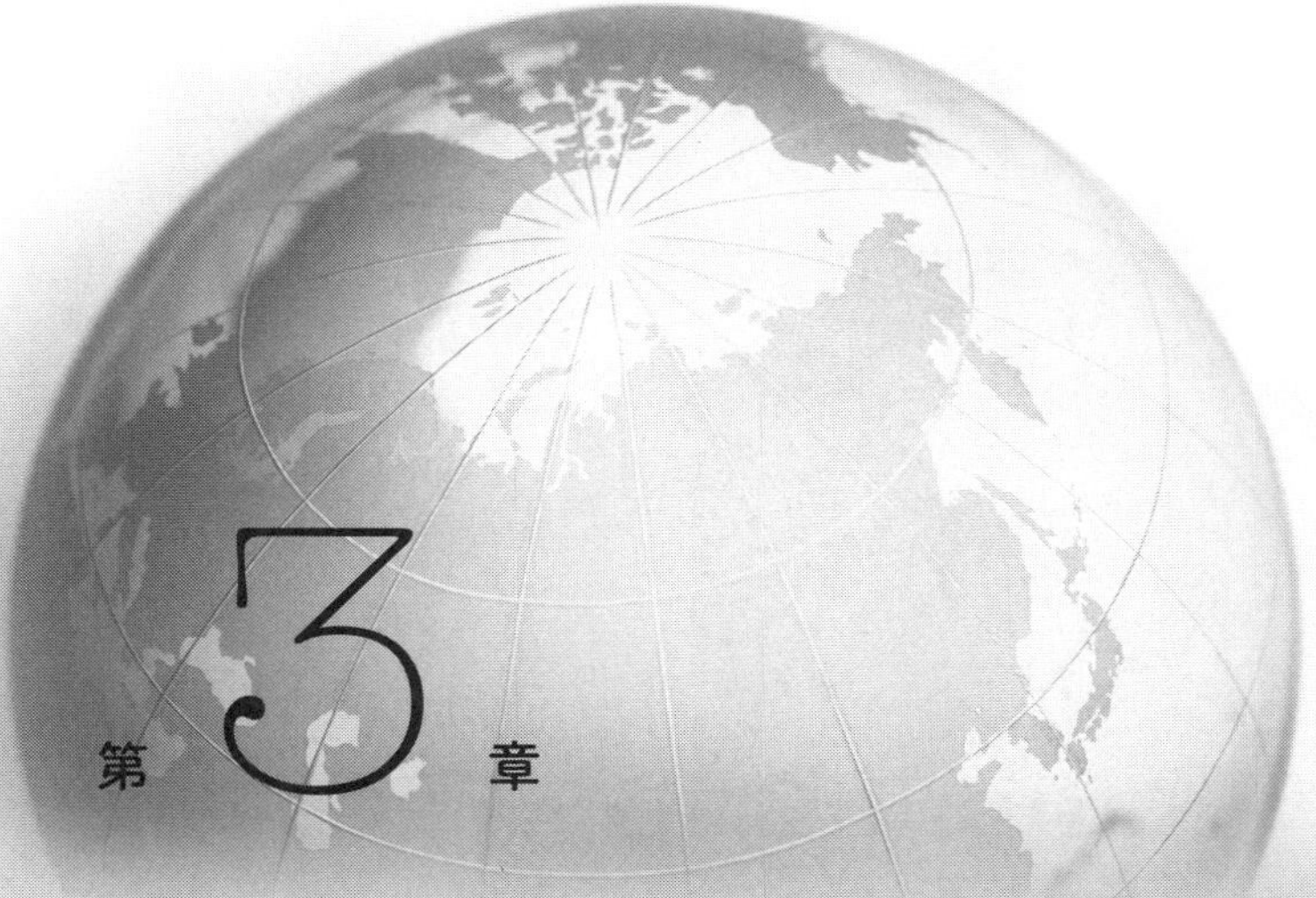

第3章

がんを薬で治す時代に

ニボルマブ

がん免疫治療薬

免疫治療に革命を生む免疫チェックポイント阻害薬

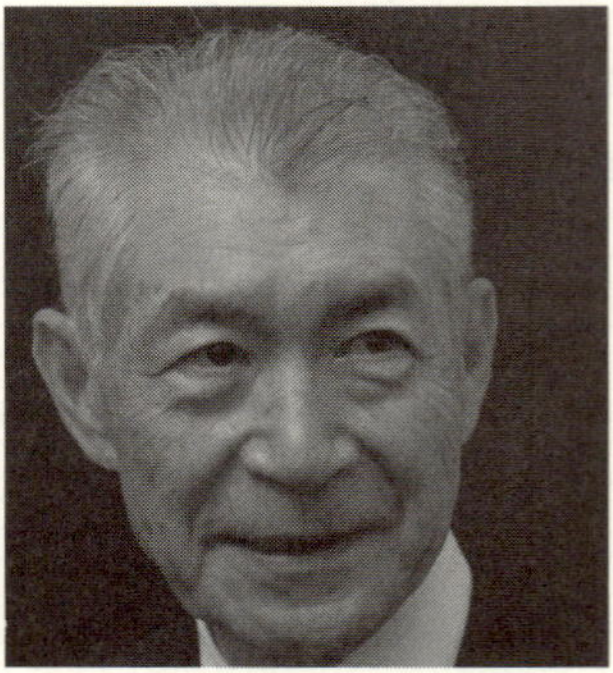

本庶 佑

●

ほんじょ たすく

京都大学高等研究院特別教授。1942年京都府生まれ。66年京都大学医学部卒業。71年京都大学大学院医学研究科修了。米国カーネギー研究所発生学部門客員研究員。74年東京大学医学部助手。79年大阪大学医学部教授。84年京都大学医学部教授。95年京都大学大学院医学研究科教授。2005年京都大学大学院医学研究科寄附講座特任教授。06年内閣府総合科学技術会議議員。12年静岡県公立大学法人理事長。15年京都大学大学院医学研究科連携大学院講座客員教授。先端医療振興財団理事長。17年より現職

１９９２年、〝プログラムされた細胞死を制御する分子〟として、京都大学の本庶佑（現・高等研究院特別教授）らが発見したＰＤ−１は、後に自己に対する免疫反応を抑制する分子（免疫チェックポイント）であると解明された。この〝免疫のブレーキ〟を解除する、ヒト型抗ヒトＰＤ−１モノクローナル抗体、ニボルマブ（『オプジーボ』）は、小野薬品工業とメダレックス社（現・ブリストル・マイヤーズスクイブ社）との共同開発によって製剤化され、２０１４年７月、世界に先駆けて日本で皮膚がんの一種である悪性黒色腫（メラノーマ）の治療薬として承認された。

がんを免疫力で押さえつけようという免疫療法は、１９５０年代末に着想されて以来、さまざまな試みがなされてきたが、めぼしい成果は得られなかった。免疫チェックポイント阻害薬は、逆転の発想でその扉を開き、世界の製薬企業は、免疫チェックポイントを標的とした多くの薬剤を開発中である。

留学時代に免疫学の虜に

１９４２年、京都に生まれた本庶は、医師であり山口大学医学部耳鼻咽喉科学の教授だった父の仕事に伴い、山口県宇部市で子ども時代を過ごした。時代を見越した父の勧めで英語の習得に力を入れた。父や野口英世のような、人を救う道に憧れを抱くと共に、医師になれば人に使われなくても済みそうだと思えた。60年に京都大学医学部に入学した。

新しい生命科学の流れが出てきた時代で、父の同僚でもあった柴谷篤弘《しばたにあつひろ》の『生物学の革命』には、分子生物学が予見する医学の将来像が描かれていた。本庶は、「遺伝子の暗号であるＤＮＡがあってタンパク質ができる。この暗号を解読できれば、根源的な生命の真理に迫れるのではないか」と考えた。

基礎医学への思いが勝り、博士課程に進学して、酸素添加酵素の発見で知られる早石修《はやいしおさむ》の生化学の研究室に入った。早石研では、生体の酸化還元反応を触媒する酵素の補酵素であるNAD$^+$（ニコチンアミドアデニンジヌクレオチド）の生合成で名を馳せた西塚泰美《にしづかやすとみ》が米国留学から帰国したばかりで、直接手ほどきを受けた。

ジフテリア菌に感染するとタンパク質合成が阻害されるが、そこにNAD$^+$が関与するメカニズムを分子レベルで解明する成果を挙げた。学生運動が猖獗《しょうけつ》をきわめていたころで、博士号は取得していなかったが、論文があったことが幸いして、留学を志した。成果を治療に活かせる研究がしたいと考えたが、分子生物学は、ようやく脊椎動物に取り組み始めたばかりで、カエルのリボソーム遺伝子（薬剤のリボソームの作用を阻害する変異を持つ遺伝子）を扱っていた米国カーネギー研究所のドナルド・ブラウン（Donald Brown）の研究室に採用された。

リボソームＲＮＡ遺伝子の発現制御について取り組むうちに、免疫学の虜になる。脊椎動物には外敵から体を守る獲得免疫が備わっている。さまざまな異物（抗原）に対し、リンパ球内ではそれと特異的に結合するタンパク質（抗体）が作られてそれを排除する仕組みである。抗原の多様性に対応する抗体の奥深さに魅せられて、本庶は免疫学をライフワークに据え、米国国立保健研究所（ＮＩＨ）へと研究の場を移した。ブラウンは、ゲノムには元来複数の抗体遺伝子が備わっているという仮説を支持しており、本庶はその解明を試みた。予想に反して得られた結論は、抗体定常領域の遺伝子はゲノムに１個だけあるというものだった。

免疫クラススイッチの仕組み解明

順調に研究人生のスタートを切った本庶は、日本から世界に通じる研究を発信したいと、１９７４年に帰国し、東京大学医学部の助手となった。米国に比べて大きく見劣りのする研究環境には意気消沈したが、運良く帰国前に米国で申請していた研究費を得ることができた。

抗体のＨ鎖を研究テーマに据えた。抗体分子は、タンパク質が連なったポリペプチドの４本鎖構造で、長いＨ鎖（重鎖）と短いＬ鎖（軽鎖）、各２本ずつから構成される（図３－１）。どちらにも可変領域と定常領域があり、抗原と結合するのは可変領域である。定常領域をコードする遺伝子は１つでよいが、可変領域をコードする複数の遺伝子が組み換えを起こして再構成されること

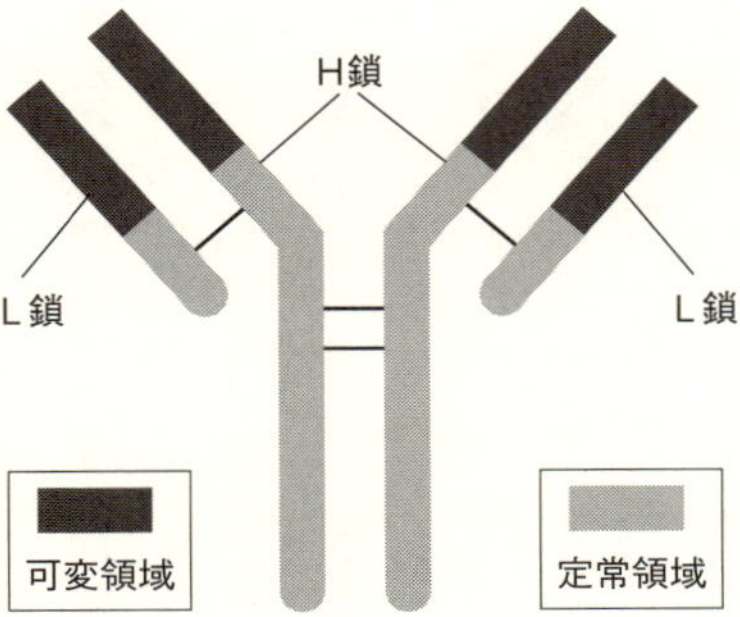

図3-1　抗体の構造

で多様な抗体が生み出される。こうした抗体生成の遺伝的原理は、利根川進によって76年に解明され、87年のノーベル生理学・医学賞受賞につながった。

本庶が研究していたH鎖は、L鎖に比べて分子量が倍以上と大きく、扱いにくいので難度も高く、ライバルもいなかった。

抗体は、B細胞が分化した「形質細胞」により産生され、免疫グロブリン（Ig）というタンパク質からなる。H鎖の定常領域の構造の違いから、IgM、IgG、IgA、IgEなど、それぞれ機能が異なる8つのクラスに分類される。抗体が抗原に出合うと、まず、B細胞にあるIgMが抗原に結合、IgMは分裂・増殖して細胞外に出た後、抗原の種類や侵入場所に応じて抗原との結合能力がより高いIgGやIgAなど、他のクラスの抗体に変化（スイッチ）する（図3-2）。

このように、抗体が違うクラスに変わる仕組みは、クラススイッチと呼ばれる。本庶は、マウスのミエローマ細胞（骨髄腫由来で無限に増え続ける能力を持った特殊な細胞）から産生させた抗体の遺

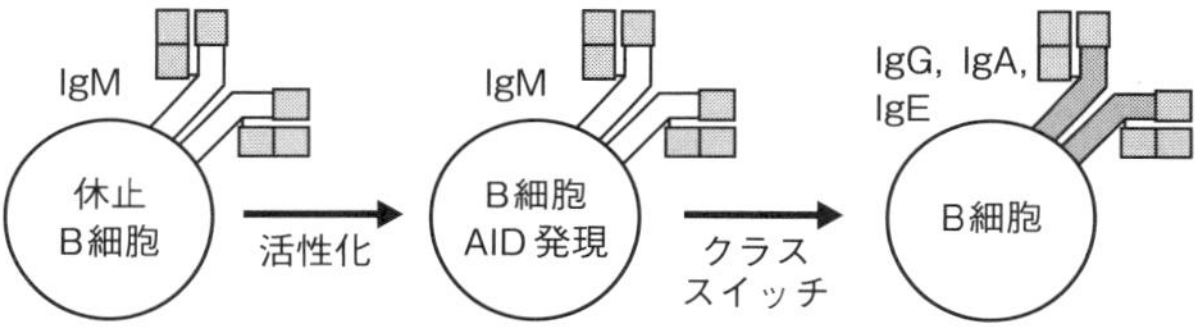

図3-2　クラススイッチとAID
抗原刺激を受けていないB細胞は、膜タンパク質としてIgM抗体を産生・発現している。B細胞は、樹状細胞（抗原提示細胞）からの刺激により、まずIgM抗体を作って細胞外に分泌した後、抗原との結合能力の高いIgG、IgA、IgEなどの異なるクラスの抗体を作るように変化する。こうしたクラススイッチに必須の分子として、AID（Activation-Induced Cytidine Deaminase）が発見された　図は『免疫の事典』（朝倉書店）より転載

伝子には、クラスによって異なる遺伝子の欠失（一部が失われる）があることを突き止めた。77年に再び渡米してＮＩＨで遺伝子のクローニング技術を学ぶと、78年、Ｈ鎖の定常領域に1列に並んだ複数の遺伝子のうち、上流の遺伝子が除かれてクラススイッチが起こるという「欠失モデル」を提唱した。

79年に、本庶は37歳で大阪大学の教授に就任した。抗体のＨ鎖の定常領域をコードしている遺伝子配列はゲノムにたった1つしかないために、ＤＮＡを電気泳動させた中からそれを捉えるのは一仕事だったが、遺伝子の配列を決めることができ、82年には欠失モデルどおりに遺伝子の再構成が起こっていることを証明した。

１９８４年に母校・京都大学に移り、免疫が発揮する多様性を分子生物学的に遺伝子から解明していくというテーマに没頭した。研究の柱であるクラススイッ

チ制御機構とともにＴ細胞の分化に関心があった。

免疫のブレーキ役となる分子を発見

１９９０年代初頭、本庶研の大学院生だった石田《いしだ》靖雅《やすまさ》（現・奈良先端科学技術大学院大学准教授）は、Ｔ細胞が胸腺でプログラムされた細胞死（アポトーシス）を起こす分子を探索していた。自己に反応するＴ細胞は自己の細胞を攻撃しかねず、そうした危険を回避するため、あらかじめそうしたＴ細胞クローンは、Ｔ細胞を産生する胸腺でアポトーシスが運命付けられていることが解明されつつあった。石田は、そのように死にゆくＴ細胞が特異的に発現する遺伝子こそは、免疫の本質である自己と非自己の識別に深く関与するのではないかと考えていた。

そうした仮説に基づいて実験系を組み立て、最初に単離されたタンパク質はＰＤ-１（Programmed cell death-1）と命名され、92年に発表された。ＰＤ-１は、アポトーシスを誘導した細胞にのみ発現していたが、実は直接アポトーシスと関係する遺伝子ではなく、当初その機能ははっきり分からなかった。

本庶研では、ＰＤ-１の研究を続けた。その生理機能を調べるために、まず、マウスのＰＤ-１分子を認識するモノクローナル抗体が作製された。

１つの抗原の表面にはさまざまな種類の抗原決定基（エピトープ）が存在しており、生体に1種類の抗原を投与しても、産生されるのは多種のエピトープに対する抗体の混合物で、ポリクローナル抗体と呼ばれる。これに対して、１つのエピトープのみを認識する抗体がモノクローナル抗体である。75年にジョルジュ・ケーラー（Georges J. F. Köhler）とセーサル・ミルスタイン（César Milstein）は、動物に抗原を投与して抗体を作らせ、目的の抗体を産生する細胞のみを分離して細胞増殖能の高い腫瘍細胞と融合させ、単一の抗体のみを大量産生させる方法を確立。84年にノーベル生理学・医学賞を受賞している。

本庶研で、モノクローナル抗体を用いてＰＤ-１分子の発現パターンを解析してみると、マウス個体内では、抗原で刺激されたＴ細胞や胸腺細胞上に発現が強く誘導されることが明らかになった。

次に、ＰＤ-1を欠損させたノックアウトマウスが作製された。生誕間もないノックアウトマウスは一見すると健康そのもので、期待したような顕著な免疫異常が現れることはなかった。それでも1年以上にわたって観察を続けると、ループス腎炎や関節炎、あるいは自己抗体産生を伴う拡張型心筋症など、免疫系が自己を攻撃する自己免疫疾患を発症し始めた。また、特殊な実験環境下では、移植時の拒絶反応として知られる移植片対宿主病（graft versus host disease：ＧＶＨＤ）のような激しい自己免疫状態を誘発することにも成功。これらの実験結果から、ＰＤ-１には、免疫応答を負に制御する機能があることが分かってきた。

PD-1についての一連の成果は、99年に報告された。PD-1は、活性化されたT細胞、B細胞およびそれを産生する骨髄系細胞に発現しており、末梢性の自己免疫寛容を誘導して、自己免疫疾患の発症を抑えていた。自己免疫寛容とは、自己の細胞抗原に対して免疫反応を起こさないようにすることで、中枢性の免疫寛容には、胸腺における自己反応性T細胞のアポトーシスによる排除（負の選択）などがある。それを潜り抜ける細胞もあるため、末梢の二次リンパ組織（リンパ節、扁桃、脾臓など）にも免疫寛容を起こす仕組みが備わっている。

PD-1は、免疫グロブリン様ドメインを細胞外に持っていた。また、細胞内では、抑制性シグナルを伝達する免疫受容体（ITIM、ITSM）を持つ膜タンパク質だった。さらに、そのメカニズムについて詳細な解析を進めると、抗原で刺激されたリンパ球では、PD-1のITSMにあるチロシン残基がリン酸化されていることが分かった。アミノ酸の一種であるチロシンは、細胞内のシグナル伝達分子であり、T細胞では、チロシンがリン酸化されることでシグナル伝達が進み、免疫応答が働いている。

そのようなリン酸化チロシンは、チロシン脱リン酸化酵素（チロシンフォスファターゼ）を引き寄せて結合し脱リン酸化される。これによりT細胞受容体からのシグナルが減弱し、T細胞の活性化が抑制されて免疫応答が負に制御されることも解明された。

また、ＰＤ－１によるリンパ球の活性化の制御は、細胞の初期活性化に必要な生理活性物質のインターロイキン－２（ＩＬ－２）の産生抑制を介していることも明らかになった。

ＰＤ－１は、〝免疫のブレーキ役〟（免疫チェックポイント分子）であった。本庶は、これが、免疫応答が関係しているがんの治療にも使えるのではないかと期待を寄せるようになった。

新しいがん免疫療法の萌芽

現代のがんの治療において、「手術療法」「化学（薬物）療法」「放射線療法」は、三大療法と呼ばれる。そして、第四の療法として、長らく期待を集めているのが「免疫療法」だ。

がんの免疫療法は、その発想から半世紀を経ている。オーストラリアの理論免疫学者であるフランク・バーネット（Frank M. Burnet）は、１９５０年代に、「がん免疫監視説」を提唱した。ヒトの体内では毎日数多くのがん細胞が生じているが、免疫系に排除されがん発症を防いでいるというものだ。免疫寛容の獲得の研究で60年、ピーター・メダワー（Peter B. Medawar）とともにノーベル生理学・医学賞を受賞した。しかし、その現象は長らく証明されなかった。

しかし、このがん免疫監視機構を支持する研究者たちは、がんを免疫で抑え込む治療法の開発に取り組んだ。監視と共に免疫細胞への指令機能を高める樹状細胞療法、免疫力を強化するペプチドワクチン療法、さらに日本ではサルノコシカケ科のカワラタケや溶連菌（溶血性連鎖球菌）の抽出物も免疫力を増強する抗がん剤として承認された。しかし、いずれの免疫療法も期待に応えるには不十分で、90年代には、がん免疫療法には何となくうさんくさい治療というイメージさえつきまとうようになった。

その成り行きは、本庶には当然と見えた。免疫応答は、抗原認識が火付け役（イグニッション）となる。しかし、そこに正の共刺激（アクセル）がないと十分に活性化しない。従来からあるがん免疫療法は、がんに特異的な抗原を見つけ、その抗原を入れることでアクセルを踏み込んで免疫機能を誘導しようというものだ。しかし、がんになると、PD-1と後述するPD-L1との結合により、がん細胞の免疫回避機能が働くようになり、抗原認識がままならなくなる。つまり、火付け役が機能しないので、体内に抗原（がん細胞）が膨大にあるにもかかわらず免疫が応答しない状態である。従来のがん免疫療法のように、わずか数ミリグラムの抗原を入れても、〝焼け石に水〟の効果しか及ぼさない。負の共刺激（ブレーキ）がかかっている免疫寛容（ブレーキ過剰）状態で、いくらアクセルを入れても免疫応答は起こらないだろう——免疫学の第一人者は見抜いていた。

免疫チェックポイント分子では、PD-1に先立って、CTLA-4が発見されている。87年にフランスの研究者により、マウス由来の細胞傷害性T細胞（CTL）上に選択的に発現する受容体として、細胞傷害性Tリンパ球抗原（cytotoxic T-lymphocyte-associated protein 4：ＣＴＬＡ-4）が同定された。88年にはヒトにおいても同定され、90年代になると、ＣＴＬＡ-4はT細胞の免疫応答の抑制に関与しており、ブレーキ役として働いていることが解明されてきた。米国テキサス大学のジェームズ・アリソン（James P. Allison）は、これを取り除くことでがん治療にならないかと考えた。96年に、ＣＴＬＡ-4と結合してその機能を阻害する抗ＣＴＬＡ-4抗体を作製し、がんを体内に持っているモデルマウスにこれを投与したところ、腫瘍が消えたことを報告している。抗ＣＴＬＡ-4抗体は、T細胞の活性化を増強・持続させ、がん治療薬になる可能性が一足先に明らかにされていた。

しかし、95年に米国の２つのグループが、ＣＴＬＡ-4を阻害したマウスは重篤な自己免疫症状を起こし、生後3、4週間で死ぬという報告をしていた。本庶はこれを知っていたため、ＣＴＬＡ-4の阻害薬では重篤な副作用が生じると想定した。

一方、ＰＤ-1遺伝子欠損マウスでは、そうした自己免疫症状は、生後半年以降に緩やかに現れてくるため、ＰＤ-1を阻害しても副作用の発現頻度はきわめて低いだろうと考えられた。そこで、ＰＤ-1を阻害してがん治療を行う可能性を実験で調べてみることにした。

まず、蛍光染色により、ＰＤ-1が結合するリガンド（細胞表面に存在する特定の受容体に特異的に結合する物質）の発現を見てみると、リガンドは免疫細胞以外の細胞に幅広く発現しており、その中にがん細胞もあった。

ＰＤ－１のリガンド分子を単離するために、本庶らは米国のバイオ医薬品企業Genetics Instituteなどとの共同研究を行い、２０００年から01年にかけてＰＤ－Ｌ1、ＰＤ－Ｌ２を相次いで発見した。予想通り、ＰＤ－Ｌ1は、さまざまな細胞や組織に広く確認されるのみならず、ヒトのがん細胞やがん組織でも高頻度に発現していた。

過去30年で最高の治療成績を挙げた「ニボルマブ」

本庶は、がん細胞は、ＰＤ－1を介した免疫抑制を利用して、宿主のＴ細胞からの攻撃をかわしているのではないか、という仮説を立てた。

まず、ＰＤ－1遺伝子をノックアウトしたマウスにがん細胞を導入して、増殖する速度を検討したところ、正常マウスに比べて有意に遅かった。これにより、ＰＤ－1欠損によって免疫細胞が活性化され、がんを攻撃しているという確信が得られた。

次に、がん細胞にＰＤ－Ｌ1分子を強制発現させてみると、Ｔ細胞がそのがん細胞を認識しても細胞傷害活性は弱められていた。また、マウス体内でＰＤ－Ｌ1分子を発現するがん細胞は、発現しないがん細胞に比べて増殖スピードが速かった。

そこで、湊長博《みなとながひろ》と共同研究を始め、ＰＤ－１に免疫抑制シグナルが入るのを遮断するために、ＰＤ－１とリガンド（ＰＤ－Ｌ１）の結合を阻害する「抗ＰＤ－Ｌ１抗体」を作製した。ＰＤ－Ｌ１を発現した腫瘍細胞株を移植したモデルマウスにこれを投与したところ、腫瘍の増殖が顕著に抑えられ、マウスの生存期間は延長した。抗ＰＤ－Ｌ１抗体による抗がん能力についての論文は、２００２年に発表された。

免疫活性の増強を明快に示すデータだった。さらに、移植したがん細胞株の他の臓器への転移の抑制や、感染免疫の効果を確認するなど、さまざまな実験でデータを補強した。

本庶はこの段階で、ＰＤ－１阻害抗体ががん治療薬になると確信し、並行して、実用化の道が模索された。当時の京都大学では特許出願のノウハウが不十分だったため、本庶が共同出願を依頼したのが小野薬品工業だった。同社は、本庶の師である早石が１９８３年、睡眠物質として発見したプロスタグランジンD_2などの有機合成に成功し、製剤化していた。以来、研究室ぐるみで付き合いがあった。２００２年、「ＰＤ－１を介する免疫抑制作用を阻害することにより、免疫応答を賦活し、腫瘍や感染症の治療を行う用途特許」を仮出願した。

本庶は、多くの製薬企業に開発を提案したが、小野薬品工業を始めとして、がん免疫療法には疑念が強く、色よい返事は得られなかった。国内に見切りを付け、米国のベンチャー企業に持ちかけると、大いに乗り気だった。本庶が小野薬品工業にそれを告げると、同社は間際で自社開発

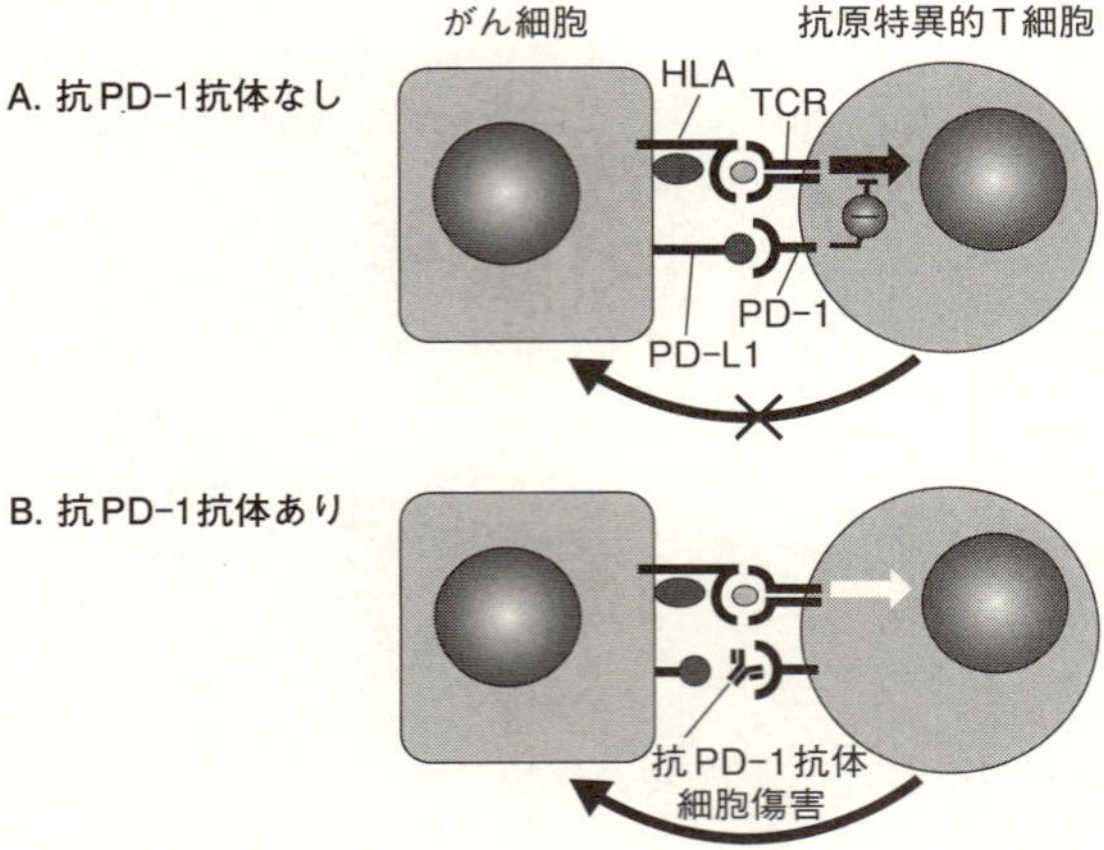

図3-3　抗 PD-1 抗体の作用機序
T 細胞は、抗原提示しているがん細胞を認識（T 細胞受容体＝ TCR が抗原分子と HLA の複合体に結合）すると活性化し、増殖して細胞傷害活性を発揮してがん細胞を攻撃する。
がん細胞は PD-L1 を発現し、これが活性化された T 細胞に発現する PD-1 と結合して、T 細胞の活性が抑制される（上）
抗 PD-1 抗体（ニボルマブ）は、PD-1 と PD-L1 との結合を阻害し、T 細胞の活性化抑制シグナルを阻害する。活性化 T 細胞の細胞傷害活性は維持・増強され、がん細胞増殖が抑制される（下）

に応じる決断をした。その理由は、時を同じくして、米国のバイオテクノロジー企業メダレックス社が共同開発に名乗りを上げたからだった。

マウス・モノクローナル抗体では、ヒトの体内に入ると異物と認識されてアレルギー反応を起こしたり、十分な効果が得られなかったりして、ヒトの医薬品としては使えない。抗体の4本鎖構造のうち、遺伝子工学の手法を用いて、標的細胞上の特異的抗原に結合する先端の部分（可変領域の一部）だけにマウスの抗体を残し、定常領域など残りの部分はヒトの抗体に変えたヒト化抗体を作製しなくてはならない。メダレックス社は、完全ヒト型の抗体を作る特許と技術を持っており、05年にヒト型抗ヒトＰＤ-１モノクローナル抗体、ニボルマブの作製に成功した（図３-３）。

06年にニボルマブは、米国食品医薬品局（ＦＤＡ）により臨床試験用新薬として認可された。09年、大手製薬会社ブリストル・マイヤーズスクイブ（ＢＭＳ）社が、メダレックス社を買収したことで、薬の開発は加速された。

米国では、ＢＭＳ社によって、非小細胞肺がんや前立腺がん、大腸がん、腎細胞がんなどの固形がん、およびメラノーマを対象に投与する試験が実施され、いずれも有効例が認められた。メラノーマや腎細胞がんに30％近い奏効率を示した試験の結果は、12年「New England Journal of Medicine」誌に報告された。論説では、「過去30年で試みられた多くのがん免疫療法で、最も高い奏効率」と評された。「ヒトで必ず効く」と信じていた本庶は、動物実験のときほどの感慨はなかったが、驚いたのは効く患者には１年以上の長期にわたって再発がないことだった。

日本では、小野薬品工業が、非小細胞肺がんや腎細胞がんなどの患者を対象に安全性を調べる第Ⅰ相試験を行ったところ、著効を示す例が出た。中でも最も予後の悪いメラノーマを対象に、２㎎／㎏を３週ごとに、６週を１サイクルとして反復投与する第Ⅱ相試験が計画された。メラノーマは日本人での発症数が年間１５００人弱という希少な難治性の皮膚がんで、国内では20年ぶりに行われたメラノーマに対する第Ⅱ相臨床試験だった。35例中８例が部分寛解（Partial remission：ＰＲ）に至り、奏効率22・９％は、既存薬のダカルバジンを大きく上回った。副作用は、１例に薬剤性の間質性肺炎（肺の中にある肺胞壁＝間質の炎症）が出現した。免疫チェックポイント阻害薬は、腫瘍免疫のみを選択的に増強するわけでなく、免疫全般を過剰に活性化するので、その結果、様々な自己免疫疾患を引き起こすリスクがあり、これらは、免疫関連副作用（immune-related Adverse Events：ｉｒＡＥ）と呼ばれる。その他はγ－ＧＴＰ上昇や肝障害などで、既存の抗がん剤に比べて少なく、投与しやすいという評価だった。

抗体を用いた「がん免疫療法」は、米国科学雑誌「Science」が選ぶ13年の「Breakthrough of the Year」に選ばれた。ニボルマブは14年７月、『オプジーボ』として、世界に先駆けて日本で承認され、12月には米国でも承認された。適応は、「根治切除不能な悪性黒色腫」に限定された。Opdivoは、optimal（最適な）＋PD-1＋nivolumabに由来して命名された。ヒトの治療薬としての可能性を示唆する論文発表から12年、ＰＤ－１発見からは22年が経っていた。

免疫細胞に作用する治療は、そのメカニズムからして、当初からがんの種類を問わず効く可能性を秘めている。さまざまながんに対して臨床試験で患者への投与が試みられてきた中で、治療成績のよかった非小細胞肺がんや腎細胞がん（いずれも切除不能の場合）など、患者数の多いがんに対して、次々と適応が広がっている。引き続き、頭頸部がん、血液がん、膠芽腫《こうがしゅ》、大腸がん、膵臓がん、胃がん、肝細胞がん、乳がん、小細胞肺がん、膀胱がんなどについて臨床試験が実施されており、順次、適応拡大が見込まれている。

旧メダレックス社では、ニボルマブに先駆けて、ヒト型抗ＣＴＬＡ‐４抗体であるイピリムマブの開発に着手しており、11年に『ヤーボイ』としてメラノーマで米国ＦＤＡの承認を得た後、日本では二番手の免疫チェックポイント阻害薬として15年に承認された。また、抗ＰＤ‐１抗体では、ＭＳＤ（米国メルク社）の『キイトルーダ』（ペムブロリズマブ）が切除不能の肺がんに対して、16年に承認された。ペムブロリズマブは奏効率を上げるため、ＰＤ‐Ｌ１発現が一次治療の場合は50％以上（二次治療では１％以上）ある人という条件付きで使用しなくてはならず、投与前にがん細胞の生検（がん細胞を直接採取して調べる検査）が必須になっている。

世界の製薬企業ではＰＤ‐１やＰＤ‐Ｌ１を標的として、なお多くの薬剤を開発中である。

ＣＴＬＡ‐４とＰＤ‐１は、同じく免疫チェックポイント分子だが、免疫の違った局面を阻害する。ＰＤ‐１は、細胞傷害性Ｔ細胞（ＣＴＬ）が、がん細胞などのＰＤ‐Ｌ１を認識すると、Ｔ細胞が過剰に活性化しないよう、ブレーキとなるシグナルをＴ細胞内に送り込む。一方、ＣＴＬＡ‐４は、抗原提示樹状細胞と接触して活性化されるとＴ細胞上に出て、Ｔ細胞にブレーキをかける。また、制御性Ｔ細胞上に常に発現していて免疫抑制に関わる。メラノーマについて、作用機序の異なるニボルマブとイピリムマブを併用する試験も行われた。奏効率は、ニボルマブ単独では約3割だったものが、併用で約6割に倍増するという結果が得られており、初期の抗腫瘍効果だけでなく、5年生存率の向上も期待されている。もっとも、よいことずくめではなく、免疫を活性化することによる副作用として、自己免疫反応（免疫機構が自己の細胞を攻撃する反応）のリスクも上昇する。

本庶と抗CTLA－4抗体を開発したアリソンは、14年〝東洋のノーベル賞〟として台湾で創設された「唐奨」のバイオ医薬部門の第1回受賞者に選ばれた。

メラノーマでも抗PD－1抗体が著効を示す患者がいれば、効かない人もいる。本庶は、臨床から生まれた新たな課題の解決に力を注ぐ。より早期の段階から使うことで奏効率を上げられる可能性や、事前に効き目のある人を判断できるマーカーの開発が検討されている。

抗PD－1抗体は、感染免疫とも深いつながりがあることが解明された。ヒト免疫不全ウイルス（HIV）やC型肝炎のウイルスなどに効くとの報告もあり、感染症の治療への応用も進められている。また、免疫のブレーキ役であるPD－1をブロックするだけでなく、ブレーキをブレーキとして利かせれば、自己免疫疾患の治療につながる可能性があると考えられ、本庶は、逆方向の薬の開発も目指している。

いまなお進化するクラススイッチ研究

１９７８年に提唱したクラススイッチの研究も前進している。99年に、マウス細胞でクラススイッチをするときに発現する遺伝子を発見。ＡＩＤ（Activation-Induced Cytidine Deaminase、活性化誘導シチジンデアミナーゼ）は、英語の「助ける（aid）」に通じ、自身の「佑（たすく）」いう名前に由来して命名された。

ＡＩＤをノックアウトしたマウスでは、Ｂ細胞はIgM抗体だけしか作らず、クラススイッチが起こらない。モデル提唱から20年がかりで、ＡＩＤは、抗体のクラススイッチと体細胞突然変異の両者に必須の遺伝子であることが証明された。ＡＩＤは〝免疫記憶〟をつかさどる分子として、感染に対する防御をしている。抗体の記憶は、ＤＮＡの組み換えと配列変異としてゲノム上に刻印される。つまり、ＡＩＤが過剰発現すると遺伝子の傷が増えるので、発がんリスクは高まる。本庶の免疫に関する２つの研究は、思いがけず「がん」というキーワードで結ばれた。

ＡＩＤについては、まだ、原理の解明が中心だ。本庶は、ＡＩＤの構造や細胞生物学的特徴からＲＮＡ編集酵素ではないかと考えており、実際にそうでないと証明できない現象の証拠を積み重ねてきている。これが明らかになれば、ワクチンがなぜ効くかということの基本的な仕組み、すなわち獲得免疫における抗体記憶が形成されるメカニズムが明らかになると期待されている。

ワクチン開発は、医学研究の人類の健康への最大の貢献とされる。世界で初めてのワクチンは、1796年にエドワード・ジェンナー（Edward Jenner）により試みられた天然痘ワクチンである。しかし、ワクチンがなぜ感染症を予防できるのかの解明は、それから100年後、エミール・ベーリングと北里柴三郎が、ジフテリア毒素の免疫によって血清中に毒素を中和する物質（抗体）が現れることを発見してからだ。

これは、抗体の存在を示した世界で初めての報告で、やがて抗体分子の構造が明らかになると、抗原刺激によって最初にIgMが誘導され、IgGへとクラススイッチが起こることが明らかになった。ワクチンの仕組みは、2回目に同じ抗原を投与すると、生体の免疫記憶によって最初から抗原と強い結合能力を持ったIgG抗体が産生されることだ。抗体の免疫記憶とは、クラススイッチと体細胞突然変異による抗原との結合能力の上昇に他ならないからだ。

こちらの医療への応用は先だが、AIDで遺伝子変異を起こさせて抗体を作り出せる可能性があり、製薬企業が応用を模索中だ。2012年、本庶は、クラススイッチやAIDなど、免疫応答の解明に関する一連の業績により、ロベルト・コッホ賞を受賞している。

AIDとPD‐1は、今も研究の二本柱だ。しかし、本庶が何より重きを置くのは、PD‐1による治療で効かない人を効くようにすることであり、今も前線で指揮を執る手を緩めない。

本庶 佑氏に聞く

日本の製薬企業は多すぎる。世界に伍する5社もあれば十分

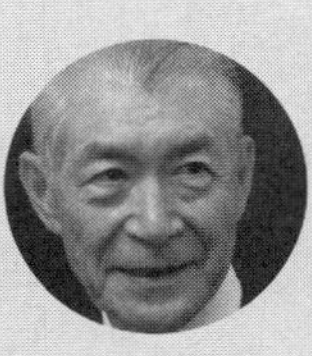

――基礎研究が薬として結実した。

ニボルマブは、アカデミアでシーズを生み、製品コンセプトの妥当性を確認する初期臨床試験（プルーフ・オブ・コンセプト試験）のアイデアもすべて出し、そのとおりになった。なお課題はあるが、薬が出せて達成感はある。

高価な薬だが、従来の〝毒を以て毒を制す〟抗がん剤と比べて、大きな特徴が３つある。①がん種を問わない、②細胞毒性による副作用が少ない、③末期でも効き始めたらずっと効き、再投与もできる。他の分子標的治療薬もそれなりに値が張り、しか

も耐性ができて無効になるまでの時間が短い。やがて、今の抗がん剤はほとんど使われなくなり、すべて抗ＰＤ－１抗体で治療することになるだろうと期待している。効かない人をどうするかは、最大の課題だ。免疫応答の負の抑制因子は他にもあり、製薬企業が研究している。アカデミアでやるべきは、もっと高いレベルの研究だ。

――オプジーボの高額な薬価が世間の注目を集めた。

日本発で非常に画期的な薬であることを理由に加算されており、評価されたことは喜ぶべきだが、薬価が高いか安いかは私自身がコメントする事柄ではない。

一つの医療費を取り上げて、高い・安いと論じることは疑問である。例えば、人工透析は一人に年間約５００万円かかり、患者の自己負担はなくても、公的医療費の負担は大きい。価格が適正かどうかについては総合的に議論しなくてはならない。

オプジーボは生涯にわたり使い続けなくてはいけない薬ではないし、半年も使えば効き目がない人も分かってくる。また、他の抗がん剤が無効になってから使うのではなく、最初から使うほうがコストを抑えられると考えている。効き目の低い薬は淘汰され、外来で使えれば入院費なども抑えられる。将来は手術も不要になるかもしれない。

――日本において基礎医学研究を臨床につなぐ橋渡しの課題は。

創薬のターゲットや再生医療など、アカデミアからのシーズは色々と出てきている。ただ、基本的な問題は、それを産業化する力が弱いことだ。日本の製薬企業は、世界的に見れば規模が非常に小さく力が弱いため、〝目利き〟の人材が育っていない。

世界で新薬開発能力のある国は、スイス、ドイツ、イギリス、フランス、アメリカ、日本の６ヵ国のみだ。日本を除いた国の製薬企業は全部合わせて20社以下だが、日本だけに30社以上ある。厚生労働省が薬価を維持して、護送船団方式で守っており、競争原理が働いていない。国家の規模から言えば、世界に伍する製薬企業が５社もあればいい。海外から見ればベンチャーのような規模の企業が、ベンチャー的なリスクを取らずに存在することは疑問で、もっと集約していくべきだ。

もう一つ、日本の医療イノベーションは〝片道切符〟で、不十分な政策だ。産業化によって製薬企業が利益を挙げたのであれば、必ずアカデミアに還元しなくてはいけない。それでこそ、人を育て、新しいシーズを生み出すポジティブなサークルが描ける。我々が基礎研究をしっかり行い、一方で製薬企業は資本力を強化し強固な体制を確立して、真のWin-Win関係を作っていかなくてはいけない。

——産業化できず、果実を海外にさらわれた例も多い。

PD-1のような大型のシーズは10年に一度あるかないかで、そう頻繁に出てくるわけではないが、日本全体では数年おきに新しいシーズが生まれている。芽まで育てたのに、最後の所で海外に持っていかれたという例も数多い。例えば、間野博行先生は肺がん原因遺伝子を発見したが、最初の薬は海外の製薬企業から発売された（106ページ参照）。

日本の研究助成が非常に弱いのは、5年で区切るケースが多く、長期的な研究ができにくいことだ。生命科学で実用化につなげようとするならば、5年は短すぎる。PD-1発見から薬が出るまで22年かかっている。最初は、海の物とも山の物ともつかないシーズから芽が出てくる。シーズ発見から形になるまで20年かかるというのは、珍しくない。基礎研究に幅広く根気強くサポートして、芽が出てきたら育てるという長期的な戦略できちんと調整してもらいたい。抜本的に改めないと、研究費で皆が苦労することになる。

――若き日に、〝早石道場〟で学んだことは大きかった。

学問の進め方、世界を相手にするという国際的なこと、研究者として基本的なことは、すべてそこで学んだ。短期に成果を求めないよう、「運・鈍・根」と言葉を掛けてもらった。また、早石先生の師であった古《こ》武《たけ》弥《や》四《し》郎《ろう》先生の「凡人は働かねばならぬ。働くことは天然に親しむことである」も心に刻んでいる。生命科学は、頭の中で考えるだけでなく、自然を観察し、まず疑ってかかるべきだという姿勢を受け継いだ。

――医学部を出たことで、患者に還元する研究に重きを置いている。

我々はインターン闘争でボイコットした学年であり、患者を診た経験はほとんどない。基礎医学と言っても医学であり、治療に活かせる機会があれば非常に良いとつねに思って研究している。治療に直接関わったり、患者さんに接したりする機会はないが、いただいた感謝の手紙を励みとしている。

自然科学には、役に立つ研究と役に立たなくても非常に意味がある研究があり、役に立たないように見える研究も、50年ぐらい経ってみると役に立つ可能性がある。研究は、研究者の探究心を刺激するから前に進むのであって、長い目で見ることが大事だ。

クリゾチニブ

非小細胞肺がん治療薬

肺がん治療の〝魔法の弾丸〟となる分子標的治療薬

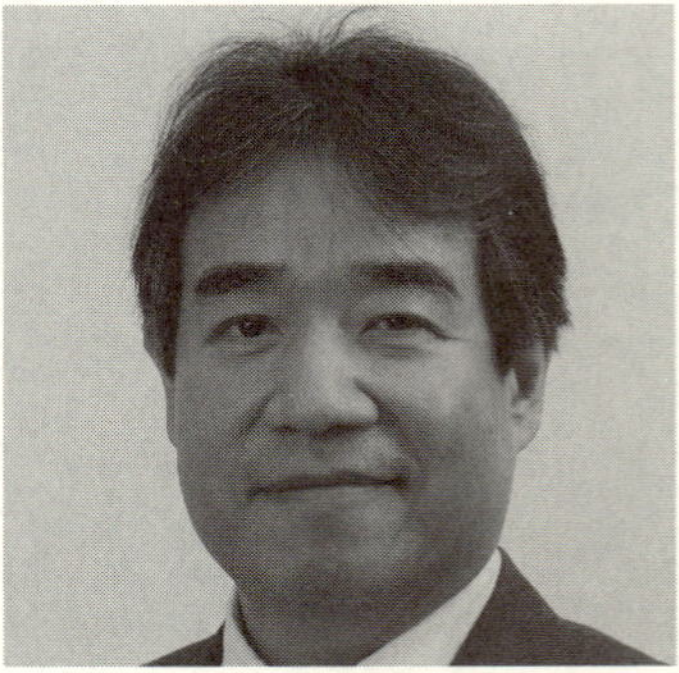

間野 博行

●

まの ひろゆき

東京大学大学院医学研究科細胞情報学分野教授。1959年岡山県生まれ。84年東京大学医学部卒業。86年東京大学医学部第三内科入局。89年米国セント・ジュード（St. Jude）小児研究病院生化学部門客員研究員。91年東京大学医学部第三内科助手。93年自治医科大学医学部分子生物学講座講師。2000年同大学ゲノム機能研究部助教授。01年同教授。09年東京大学大学院医学系研究科ゲノム医学講座特任教授。13年より現職。16年より国立がん研究センター理事・研究所長を兼務

がん治療にゲノム医療という革新がもたらされている。

がんは、ゲノムやエピゲノム（ＤＮＡの塩基配列以外のゲノム情報）の異常やエラーによって発症し、それらが多段階に蓄積することで進展していく。がん細胞に数万種類存在するとされる配列異常から、がんに寄与する変異を見つけ出すことが、〝魔法の弾丸〟（特効薬）を探すための鍵になる。

東京大学の間野博行は２００７年、がん遺伝子の一つＥＭＬ４‐ＡＬＫを発見した。がん細胞において染色体の組み換えなどにより複数の遺伝子が連結されて生じる新たな遺伝子は、「融合型がん遺伝子」と呼ばれるが、ＥＭＬ４‐ＡＬＫは、固形腫瘍において世界で初めて発見された融合型遺伝子である。

最初のＡＬＫ阻害薬は、ＥＭＬ４‐ＡＬＫ陽性の切除不能な進行・再発の非小細胞肺がん治療薬クリゾチニブ（『ザーコリ』、図３‐４）カプセルとして、遺伝子発見からわずか４年後の11年に米国で承認、劇的な効果を収めた。遺伝子の二次変

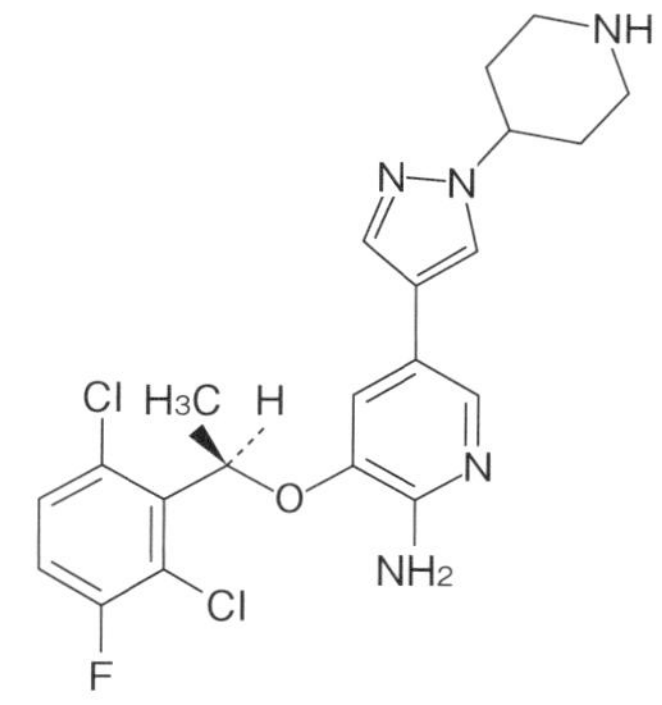

図3-4　クリゾチニブ

異という耐性の問題には、第2世代のＡＬＫ阻害薬が解決策を見いだしている。

遺伝子、環境、生活習慣などについて、個々人に最適な疾患の治療法・予防法を開発する「Precision Medicine（精密医療）」。がん治療においては、従来の平均的な患者向けの同一の化学療法から、「個別化医療」の波がいち早く押し寄せているが、間野は、そのフロントランナーである。

良い標的が良い薬を規定する

備中の城下町・岡山県高梁市に生まれ育った間野は、生命現象への興味から医学を志した。１９８４年に東京大学医学部を卒業、研修医になって最初に診た患者が、その後の人生を決定付けた。

患者は予後が悪いタイプの白血病で、大量の抗がん剤を投与しても治療の経過は芳しくなく、救うことはかなわなかった。剖検によれば、死因は、治療によって白血球が減少し、感染に対する抵抗力が低下したための全身性の真菌症で、患者の心臓はびっしりと真菌（カビ）で覆われていた。間野は、驚きと同時に憤りに近いものを覚えた。「こんな大鉈でたたくような治療では患者は救えない。もっと洗練された治療法がなくてはダメだ」

その当時の抗がん剤は、〝毒をもって毒を制す〟薬が中心で、腫瘍に対して一定の縮小効果はあるものの、正常な細胞にもダメージを与えるものがほとんどだった。

間野は、血液内科を専門とする高久史麿《たかくふみまろ》の率いる第三内科へ入局。臨床にやりがいを見いだす中で、がんの根本原因に迫るような、狙いをすました治療法を開発したいという思いを募らせていった。93年から自治医科大学に移り、２０００年にはゲノム機能研究部に研究室を構えて、本腰を入れて研究に取り組むことになった。

20世紀初頭、病気の原因となる微生物や悪性の細胞に対して特異的に結合して毒性を発揮する一方で、副作用を抑えた化学物質を「魔法の弾丸（magic bullet）」と呼んだのは、ドイツの細菌学者パウル・エールリヒである。感染症に用いる抗生物質は、こうした化学療法の概念に見合った薬の第1号であり、エールリヒは１９１０年、梅毒の治療薬となったサルバルサンを秦佐八郎と共に開発した（36ページ参照）。

がん治療においても、〝魔法の弾丸〟は切望されていた。化学療法において、とりわけ、がん細胞の発症や増殖などに関わる特異的な分子を標的として、それを狙い撃ちにする治療法は、現在は「分子標的治療」と呼ばれている。がんの原因に迫る分子標的治療薬の登場は、がんの分子生物学的な発症のメカニズムが解明されるのを待たねばならなかった。

その歩みを簡単に振り返ってみよう。

がん（悪性腫瘍）の中には、ウイルスによって伝播《でんぱ》されるものもある。11年、米国の病理学者ペイトン・ラウス（Francis Peyton Rous）は、ウイルスによって伝達されるニワトリのがん（ラウス肉腫）を発見。発がん性ウイルスの発見によって、66年にノーベル生理学・医学賞を受賞した。

がん細胞は、もともとは正常な細胞から発生した異常な細胞の塊である。がんの発症には、正常な細胞をがん化に導く遺伝子（がん遺伝子）が関わっていることも次第に明らかになってきた。70年代になり、ニワトリのラウス肉腫ウイルスのゲノムから見つかったｓｒｃは、世界で初めて発見されたがん遺伝子である。がん遺伝子は、正常細胞において細胞の増殖を促し、変異するとつねに活性化されてがん細胞が発生する。

82年には、米国ハーバード大学のグループによって、世界で初めてヒトのがんの発生に関わる遺伝子としてＲＡＳが発見された。これでがん遺伝子研究に一気に弾みがつき、さまざまながん遺伝子だけでなく、細胞増殖を抑制する働きを持つがん抑制遺伝子も発見された。

86年、急性前骨髄球性白血病（Acute Promyelocytic Leukemia：ＡＰＬ）において、血液の凝固を抑えるビタミンＡの一つであるオールトランス型レチノイン酸（All-trans Retinoic Acid：ＡＴＲＡ）が高い効果を示した。急性前骨髄球性白血病ではＡＰＬ細胞の分化促進と、それに続く細胞死が引き起こされており、これが偶然にもがんの分子標的治療薬となった。90年になって、ＡＴＲＡは、ＡＰＬに特異的な15番染色体と17番染色体の組み換え（相互転座）で生じるＰＭＬ-ＲＡＲα

融合タンパク質に結合することが報告されている。

がん遺伝子の発見が相次ぐようになると、その遺伝子を標的とした分子標的治療薬への期待も高まるようになる。偶然の薬効に期待するのではなく、さまざまな標的分子が探索されて、それを射抜くような分子標的治療薬の臨床試験が行われていたが、真に有効な薬はなく、研究は停滞していた。

それを一掃して、画期的な分子標的治療薬となったのが、乳がん治療薬トラスツズマブ（『ハーセプチン』）と慢性骨髄性白血病（Chronic Myelogenous Leukemia：ＣＭＬ）治療薬イマチニブ（『グリベック』）である。

分子標的治療薬は、モノクローナル抗体と低分子化合物に大別される。

98年にまず米国で承認されたトラスツズマブは抗体医薬であり、ＨＥＲ２を標的遺伝子としている。82年に、ラットの神経芽細胞腫からがん遺伝子のｎｅｕが発見されており、85年、米国ジェネンテック社のアクセル・ウルリッヒ（Axel Ullrich）によって、ヒトにおいてｎｅｕと同一構造を持つ相同遺伝子ＨＥＲ２がクローニングされた。医師のデニス・スレイモン（Dennis Slamon）は、乳がん細胞にはＨＥＲ２を発現しているもの（陽性）と発現していないもの（陰性）とがあり、ＨＥＲ２陽性のがんは、増殖のスピードが速く、悪性度も高いことを発見した。これを知ったウルリッヒは、ＨＥＲ２の働きを抑える薬の開発に挑んだ。

ＨＥＲ２がコードするタンパク質は細胞膜上にあり、細胞膜を貫通する受容体型糖タンパク質で、増殖因子が結合すると活性化され、細胞の増殖や悪性化に関与しているとされる。このためＨＥＲ２に対する抗体医薬が検討され、まず88年に作製されたマウス抗体は、試験管内でＨＥＲ２を過剰発現した乳がん細胞を死滅させ、マウスモデルで腫瘍細胞を消失させた。90年に完全ヒト化された抗体トラスツズマブが作製され、臨床試験でも著効を示して、承認された。

一方、低分子医薬であるイマチニブは、２００１年に米国で承認されると、それ以前は確たる治療法がなく、敗北続きだった慢性骨髄性白血病の治療を一変させた。イマチニブによる5年生存率は90％以上であり、血液内科医だった間野は、〝奇跡の薬〟に感激した。

１９７３年、ジャネット・ラウリー（Janet D. Rowley）は、慢性骨髄性白血病（ＣＭＬ）患者の白血球では、９番染色体と22番染色体が相互転座を起こして、フィラデルフィア染色体という異常な染色体が発現していることを発見した。この染色体がコードするのは、９番染色体のＡＢＬ遺伝子と22番染色体のＢＣＲ遺伝子が融合することで生成されるＢＣＲ-ＡＢＬチロシンキナーゼ（タンパク質中のチロシンをリン酸化する酵素）である。

一方、80年代半ば、スイスの製薬企業チバガイギー（現・ノバルティスファーマ）では、チロシンキナーゼの重要性に着目して、それに作用する物質の研究を進めていた。チロシンキナーゼは、生体機能の調節に関わる酵素の一つで、多細胞動物のみに存在し、細胞の分化、増殖、免疫反応などに関わるシグナル伝達の一部を担っている。80年代初頭には、暴走したチロシンキナーゼが細胞のがん化を引き起こすと考えられるようになっていた。

米国ダナ・ファーバーがん研究所のブライアン・ドラッカー（Brian J. Druker）は、ＢＣＲ−ＡＢＬ遺伝子の働きを阻害する医薬品の開発に着手。共同研究者となったチバガイギー社のニコラス・ライドン（Nicholas B. Lydon）と共に96年、新規化合物イマチニブがＢＣＲ−ＡＢＬ遺伝子を持つ培養細胞のみを殺す作用があることを発表した。続く臨床試験でも患者に著効を示し、副作用は少なかった。

ヒトの体内には90種類以上のチロシンキナーゼがあり、他のチロシンキナーゼに影響を与える薬であれば重大な副作用となる可能性があるが、イマチニブはＣＭＬ患者にだけ存在するＢＣＲ−ＡＢＬ遺伝子の働きを阻害する。

ＢＣＲ−ＡＢＬ遺伝子は、慢性骨髄性白血病の原因となり、がん細胞の増殖や生存に必須な遺伝子（driver oncogene）である。イマチニブは正確にこの的を射抜く〝魔法の弾丸〟であった。良い薬を創るには、良い標的を見つけることが決め手になると、間野は心に刻んだ。

がん遺伝子の新たなスクリーニング法を確立

発がんの本質に関わる新たな原因遺伝子を効率良く見つけるには、まず、技術を自分たちで開発しなくてはならず、間野は、スクリーニングするための実験系の構築に没頭した。以前からコツコツと試していたが、微量の検体から遺伝子を検出するスクリーニング法は難しく、日の目を見ていなかった。

宿主細胞は、がんのDNAにより形質転換させられる。間野は、肺がん細胞で発現しているmRNA（遺伝子の塩基配列情報を核から細胞質に運ぶメッセンジャーRNA）のレパートリーをできるだけ完全な形で抽出し、逆転写酵素を用いた逆転写反応によってcDNA（相補的DNA）を合成して、そのライブラリーを作製しようと考えた。

少量のmRNAからcDNAを合成する際には、大量に複製ができるポリメラーゼ連鎖反応（PCR）法が一般に用いられていた。しかし、PCRでは、短いDNAばかりが増幅され、長いDNAが採れなかったり、増幅時にエラーが多発したりする。ある塩基配列が出てきた場合に、それががん遺伝子の変異なのか、それとも、DNAが増幅時のエラーによって誤った配列に置き換わってしまったのかが分からない。

そこで、ｃＤＮＡをベクター（運び屋）となるレトロウイルスに組み込む方法を考案した。レトロウイルスとは逆転写酵素を持つウイルスで、一般に遺伝情報はＤＮＡからＲＮＡに転写されるのに対し、ＲＮＡ上の情報が逆転写でＤＮＡへと伝達される。このベクターを用いた方法であれば、直径２㎜ほどの腫瘍塊からでもｃＤＮＡ発現レトロウイルスを作ることができる。これを正常マウスの線維芽細胞に導入すると、レトロウイルスのゲノムが宿主細胞のゲノムに挿入される。発がん活性を持つがん遺伝子が導入された場合、細胞が増殖して盛り上がり、異常な「形質転換フォーカス」形成が観察できるようになる。それを発がんの目印として、その細胞から、患者検体に含まれていたがん遺伝子を単離すればいい。

こうした方法が確立したのは２００５年で、原理的には、いかなるがん種であっても、がん遺伝子をスクリーニング可能なはずである。しかし、間野は、最初に肺がんに照準を定めることにした。肺がんは、先進国で最も死亡者が多く、年間約１７０万人もの命を奪っており、手強《てごわ》いがんの一つである。

肺がんでは、がん原遺伝子としてＫＲＡＳ遺伝子などが知られていた。がん原遺伝子とは、変異することによりがん遺伝子へと変化する遺伝子で、変異するまでは正常細胞の増殖遺伝子として働く。既知のがん原遺伝子変異が陰性の検体を選べば、そこに新しいがん遺伝子があるだろうと考えられた。

非喫煙者検体から融合遺伝子を同定

肺がんは、発症部位やがん細胞の大きさなどによりさまざまな種類があることが解明されつつあった。

まず、がん細胞の大きさにより、「小細胞がん」と「非小細胞がん」に大別される。小細胞がんは全体の2割弱だが、進行が速くたちが悪い。大半を占める非小細胞がんは、約6割を占める「腺がん」のほか、「扁平上皮がん」「大細胞がん」がある。肺がんは、喫煙との関連が非常に大きいがんで、とりわけ扁平上皮がん、小細胞がんへの影響が大きいが、腺がんでも喫煙者の発生率は上がることが知られている。

多様な肺がんの中でも、「非喫煙者・女性・アジア人」の非小細胞肺がんについては、上皮成長因子受容体（ＥＧＦＲ）遺伝子変異が同定され、ＥＧＦＲタンパク質のチロシンキナーゼに対する阻害薬、ゲフィチニブ（『イレッサ』）が２００２年に世界に先駆けて日本で承認された。日本人の肺腺がんの約半数はＥＧＦＲ遺伝子変異を持つが、そうした症例（陽性例）の一部で高い有効性を示していた。肺がん、とりわけ腺がんにおける個別化医療の先駆けである。

肺がん患者の圧倒的多数を占めるのは喫煙者であることから、喫煙者に生じた肺腺がん患者から手術で摘出した検体の提供を受けて、有効な治療薬があるＥＧＦＲ遺伝子変異とは別の変異を探そうと、ＥＧＦＲ変異が陰性の検体のスクリーニングを開始した。間野の下で大学院生として研究していた呼吸器内科医の曽田学《そだまなぶ》が、実験の中心を担った。

実験を始めて２人目の検体は、喫煙歴を有する62歳男性の肺腺がん患者のもので、そこから見つかったのが、ＥＭＬ４‐ＡＬＫという融合遺伝子だった。

ＡＬＫ（anaplastic lymphoma kinase：未分化リンパ腫リン酸化酵素）は、イマチニブが標的とするＢＣＲ‐ＡＢＬと同じく受容体型チロシンキナーゼで、増殖因子の受容体として、外界から受けたシグナルを細胞内に伝える役割を果たしている。ＡＬＫと特異的に結合する分子（リガンド）は見つかっていなかった。その名が示すとおり、１９９４年、未分化リンパ腫において染色体の組み換えの結果生じるＮＰＭ‐ＡＬＫを構成する融合遺伝子として最初に同定された。融合型の遺伝子は、たとえばＢＣＲ‐ＡＢＬ遺伝子がそうであるように血液のがんの原因にはなるが、肺がんのような固形腫瘍は、染色体の転座では発症しないと考えられていた。それを覆す発見であり、間野は驚きに目をみはった。

さらにスクリーニングを続けたところ、ＥＭＬ４‐ＡＬＫは肺がん患者の４～５％に見つかった。ゲフィチニブが標的とするＥＧＦＲ遺伝子変異とは相互排他的であり、同時に陽性になることがないことも分かってきた。間野は、この遺伝子変異の発見がその変異を持つ肺がんの特効薬に結び付くはずだと見抜いた。固形腫瘍では世界で初めての融合型がん化キナーゼ、ＥＭＬ４－ＡＬＫの発見は、２００７年の「Nature」誌に掲載された。

ＥＭＬ４遺伝子とＡＬＫ遺伝子はどちらも、２番染色体上のわずか12Ｍｂｐ（１２００万塩基対）しか離れていない位置に反対向きに存在しており、各遺伝子上でゲノムが一度切断されて融合遺伝子が作られ、ＡＬＫ遺伝子が恒常的に活性化されると見られた（図３－５）。

ＥＭＬ４－ＡＬＫ遺伝子を導入したマウスが、本当に肺がんを発症すれば仮説が裏付けられるし、しかもそのマウスを使って治療実験ができる。ＥＭＬ４－ＡＬＫ遺伝子を肺胞上皮に発現する遺伝子改変マウスを作製すると、生後数週で両肺に数百個の肺腺がんを同時に発症した。従来知られていたがん遺伝子が、導入からがん発症まで数ヵ月を要していたことから見れば、ＥＭＬ４－ＡＬＫは単独でがんを起こす、強力な遺伝子だった。

さらに、ＡＬＫキナーゼ活性阻害薬を上記マウスに経口投与したところ、治療開始４週間でＣＴ検査上肺がんはほとんど消失した。ＡＬＫ阻害薬が特効薬となることは明白で、間野は、いくつかの製薬企業に開発を打診した。

細胞内のＡＴＰ結合ドメイン（ＡＴＰが結合する領域）に、ＡＬＫキナーゼに代わって結合するような低分子化合物があれば、ＡＬＫキナーゼの活性を競合的に阻害できるはずだ。

そのころ、米国ファイザー社では、がんの悪性化や薬剤耐性化に関わるｃ－ＭＥＴ遺伝子の阻

EML4遺伝子とALK遺伝子は、どちらも2番染色体短腕内の極めて近い位置に（距離約12Mbp）反対向きに存在。両遺伝子を挟む領域が微小な逆位を形成することで、両遺伝子が同方向に融合したがん遺伝子が生じ、活性型融合キナーゼが産生される。

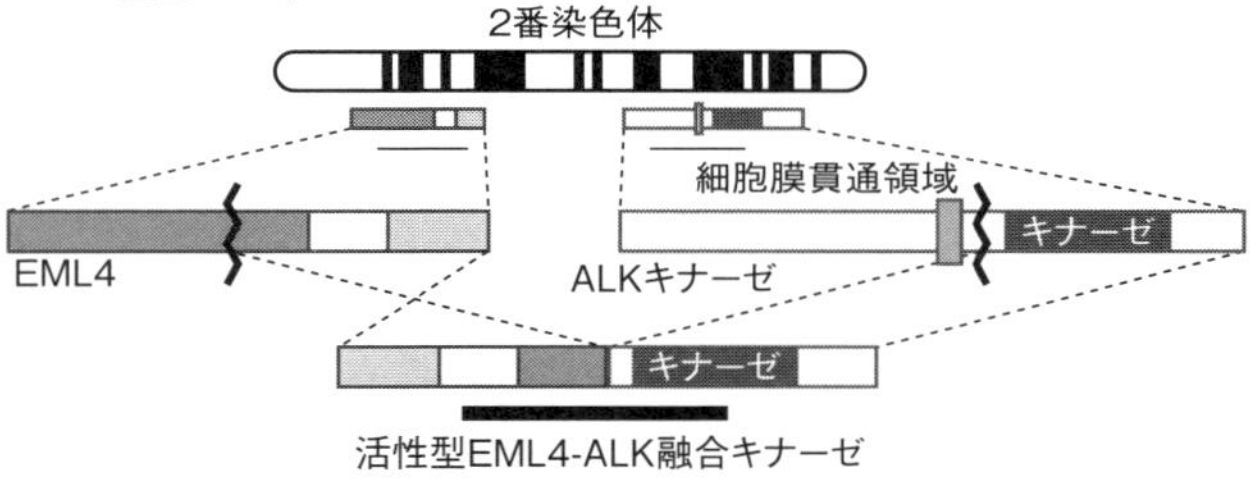

Nature 448：561-566, 2007

図3-5　がんにおけるEML4-ALK融合キナーゼの産生

害薬の臨床開発を進めていた。ｃ－ＭＥＴは、ＨＧＦ（肝細胞増殖因子）を特異的リガンドとする受容体型チロシンキナーゼで、その阻害薬であるクリゾチニブを、胃がんを中心にした抗がん剤にしようと治験をスタートしていた。

　実は、クリゾチニブは、複数のキナーゼを同時に阻害するマルチキナーゼ阻害薬で、ＡＬＫ阻害活性も持っていることが、事前の研究で明らかになっていた。同社では、間野らの論文に注目し、ＥＭＬ４－ＡＬＫ陽性肺がんの患者を治験に組み入れてみると、がん細胞が消失するといった目覚ましい効果が現れた。同社は急遽方向転換を英断し、肺がん患者のための治験の準備を始めていた。

日本人治験第1号はソウルで

実は、間野自身は、この治験についてまったく知らなかった。2008年11月の深夜、学会での講演を控えて、EML4-ALK遺伝子を導入したマウス実験の論文が掲載されたかどうかを調べていた際に、インターネットで検索してみると、なんとALK変異を持ち、ファイザー社のALK阻害薬の治験に参加している患者のブログがヒットしたのだ。

米国の肺がん患者団体のブログによれば、患者は07年8月に29歳でステージⅢa/b非小細胞肺がんと診断された男性で、喫煙歴はまったくなかった。既存の抗がん剤をいくつか投与されても効果が得られなかったが、EML4-ALK遺伝子変異が発見されて、米国ハーバード大学で実施されたこの治験に参加することになったという。08年6月に服薬を開始した。「その薬が働いていると言うのは、控えめな表現です（To say that the drug is working ... is an understatement.）」と、劇的に回復した喜びがつづられていた。CT検査で真っ白い雲のようにがん細胞が覆っていたものが、まったくきれいになったことが報告されていた。

08年11月北九州市で開催された第49回日本肺癌学会総会において、間野は、「肺癌の新たな原因遺伝子EML4-ALK」と題して講演をした。講演直前に発見したこの患者のブログについても紹介した。

間野の発表を注視していたのが、大阪府立急性期・総合医療センター（当時）の谷尾《たにお》吉郎《よしろう》だ。自分の受け持つ患者の病状が、間野の報告と酷似していると感じ、面識のなかった間野に相談のメールを書いた。喀痰《かくたん》をＲＴ－ＰＣＲ（逆転写ポリメラーゼ連鎖反応）にかければ、ＥＭＬ４－ＡＬＫ遺伝子変異の有無は容易に調べられる。すぐに間野は谷尾に連絡を取り、病院の倫理申請を迅速に通して、検体を自治医大に送ってもらう手はずを取った。ＥＭＬ４－ＡＬＫ遺伝子が陽性との確定診断が出るまで、わずか２日しかかかっていない。

患者はボストンでの治験を希望し、問い合わせた間野は、韓国・ソウル大学でも治験が行われることを伝えられた。両肺に胸水がたまって末期状態だった患者は、日本人の被験者第１号として、ソウル大の治験に登録された。投与開始から２週間後、間野がソウル大に立ち寄ると、患者は酸素ボンベが不要になり、自分の足で毎日散歩をしていた。奇跡の回復だった。

研究会立ち上げと異例の迅速承認

間野は、みずから関わった薬を、一刻も早く日本人に届けたいと思った。当時、米韓に加え、オーストラリアでもクリゾチニブの治験が実施されていた。２００９年３月、「ＡＬＫ肺がん研究会（ＡＬＣＡＳ）」を立ち上げた。オールジャパンで、全国的な診断システムの確立と早急な臨床試験の推進を目指した。ＥＭＬ４-ＡＬＫ陽性症例が多数検出できれば、国内で治験しやすくなるだろうと考えた。日本で治験が始まっていなくても、患者が望めば、韓国で治験を受けてもらうこともできる。研究会を閉めるタイミングもあらかじめ決めた。日本で治験が始まって、検査も企業に委ねられるようになれば、研究会が存在する社会的意義は失われるからである。

11年８月、クリゾチニブは、まず米国ＦＤＡに承認された。間野らの発見で、胃がんから肺がんの治療へと治験の方向転換をしてからわずか４年、著効を示したことで第Ⅲ相試験は不要と判断された。商品名は、『ＸＡＬＫＯＲＩ（ザーコリ）』。染色体の形になぞらえた「Ｘ」と「ＡＬＫ」、さらに世界初のＡＬＫ阻害薬であることからoriginalの「ＯＲＩ」を組み合わせた命名だ。日本では10年に治験が開始され、12年３月に承認された。10年の「New England Journal of Medicine」誌に報告された奏効率（完全奏効＋部分奏効）は57％だった。

耐性変異が起きにくい第２世代に

日本では前例のない迅速承認の扉を開いたのは、日本人第１号としてソウル大で治験を受けた青年だ。しかし残念ながら、帰国後、半年ほどして病勢が再燃して亡くなった。剖検によって得た検体を調べてみると、ＥＭＬ４–ＡＬＫ遺伝子に二次変異が起き、薬剤耐性を獲得していた。米国でブログを書いていた患者も、８ヵ月ほどしてやはり耐性が出て脳転移で亡くなったとされる。間野は、第2世代のＡＬＫ阻害薬を創る使命感に駆られた。

間野らの報告がきっかけとなり、２０１８年1月現在、第2世代の薬としてすでに8剤が国内外で開発されており、間野は、科学アドバイザーとして治験の進め方などを助言している。

そのうち、中外製薬のアレクチニブ（『アレセンサ』）は、14年7月、世界に先駆けて日本で承認され、米国でも15年12月に承認されている。奏効率はじつに93・5％である。一方、ノバルティス社のセリチニブ（『ジカディア』）は14年4月に米国で、日本では16年3月に承認された。

第2世代のＡＬＫ阻害薬の大きな目標は2つある。1つは耐性変異を生じにくいことで、もう1つは、脳転移にも有効なことだ。非小細胞肺がんは25〜40％の患者において脳転移を伴う。新しいＡＬＫ阻害薬はいずれも血液脳関門を通過する。脳転移さえコントロールできれば、今後は免疫療法などとの組み合わせによって、根治を目指せるようになる可能性がある。また、第2世代に耐性が出ても、第1世代のクリゾチニブが有効なこともある。

早期がんで手術適応があれば、手術に勝る治療はないが、手術がかなわない場合は、耐性になる変異を獲得した細胞クローンが現れる前に、ごく早期から服薬を始めたほうがいい。

間野は、独自のスクリーニング法で、ＲＯＳ1融合型がん遺伝子、ＲＥＴ融合型がん遺伝子

（肺がん）、ＲＡＣ１がん遺伝子（乳がんや悪性黒色腫）など、続々とがんの本質的な原因遺伝子（driver oncogene）を発見し、いくつかの治験がスタートしている。

さらに効率的な探索法「ＭＡＮＯ法」を開発

さらに、より効率的ながん原因遺伝子の探索法として「ＭＡＮＯ法（mixed-all-nominated-mutants-in-one method）」を開発した。次世代シークエンサーを用いると、従来法と比べてけた違いに短時間でＤＮＡ全体の配列を決定することができる一方、がんとの関連性などの臨床的意義が不明な遺伝子変異も大量に見つかってしまうという課題があった。

既知のがん化遺伝子変異の場合、その多くは変異のパターンが特定のアミノ酸領域に集中して高頻度に見つかるため、機能解析により発がんとの関連が明らかにされ、それを治療標的として分子標的治療薬が開発されてきた。一方で低頻度の変異の多くは、新薬開発における治療標的にしづらいこともあり、機能解析が進んでいない。

そこで、間野と高阪真路《こうさかしんじ》らのグループは、低頻度のがん化遺伝子変異であっても、それが発がん原因になるか、なるとすればどんな薬が効くのかを簡便に短期間で効率よく解析する手法を開発した。

ＭＡＮＯ法では、レトロウイルスベクターを用いて遺伝子を細胞株に導入して機能解析を行う際に、それぞれの遺伝子に固有の６塩基からなるバーコード配列を目印として組み込む。遺伝子導入した細胞をすべて混和したうえで、任意の分子標的治療薬とともに一定期間培養した後、細胞から抽出したゲノムＤＮＡを次世代シークエンサーで解析する。その際、バーコードの相対量を計測すると各遺伝子導入細胞の相対細胞数が算出できるが、もしあるバーコード配列が減っていれば、その遺伝子に対して、投与した薬は効果があると確認できる。

各遺伝子の薬剤感受性や細胞増殖に与える影響を、一度の解析で１０００種類以上評価でき、１種類ずつ調べる従来の手法より大幅に時間が短縮される。

ＭＡＮＯ法では、さまざまな遺伝子の網羅的機能解析が可能となる。個々の患者ごとにどの治療薬が有効かといった、個別化医療・ゲノム医療が加速されて、新薬開発にもつながると期待されている。

間野は、２０１６年から国立がん研究センター研究所所長を兼務し、研究を加速させている。スキルス胃がん、『ハーセプチン』もホルモン療法も効かない乳がん、若年発症の肺がん・白血病・悪性リンパ腫など、とりわけ若年層に好発するがんへ対象を広げて、なお探索を続けており、手を休めることはない。

間野 博行氏に 聞く

効果のある人だけに投与する
分子標的治療薬は医療の無駄を省く

――クリゾチニブの歴史的な迅速承認の要因は。

ＥＭＬ４-ＡＬＫが、標的としてずば抜けていたことに尽きる。最初の仮説と良いテクノロジーが組み合わされ、がんの基礎研究が本当に役に立つことを示せた。

――苦労された点は。

ＡＬＫ肺がん研究会の立ち上げと運営。私は、血液内科が専門だったので、肺がん領域には人脈もなく、ボランティアの診断活動のノウハウもなかったが、中心となって助けてくれた人たちに感謝している。

遺伝子の有無を調べる検査で、誤診断、特に見落としをすると患者の生命予後を左右するので、慎重を期した。できるだけ人的エラーが起きないよう、ロボットなども購入し手順を整えた。

２００２年に『イレッサ』が、申請から５ヵ月という異例のスピードで世界に先駆けて日本で承認されたものの、薬剤性間質性肺炎の副作用による死者が多く出たことまで社会問題になっていた。臨床試験に関わる医師が製薬企業から寄付を受けたことまで非難されていた。薬に傷が付くことは避けたかったので、製薬企業からの金銭のサポートは受けず、すべて自分の研究費で賄った。

――産学連携の成果と言えるか。

ＡＬＫ阻害薬の成功で、アカデミアと製薬企業がとても近づいたと感じる。これまでアカデミアと製薬企業の間には大きな溝があり、基礎研究者と臨床試験を行う医者たちの間にも溝があった。がんの基礎研究が、本当に臨床に役立つと理解してもらえるようになったのが大きい。

――今後、がんのオーダーメイド医療がさらに進むと期待される。

強力な原因遺伝子（driver oncogene）が次々突き止められて分子標的治療薬の開発が進めば、遺伝子の有無を事前に検査してから薬を使うようになる。

わずか数ヵ月の延命のために、肺がん患者全員に投与するといった抗がん剤のビジネスモデルは成り立たなくなる。これからの分子標的治療薬は、必ずしも製薬企業を大きく利する薬にはならないが、無駄を省くという点では、医療経済に貢献できる。

例えば、『グリベック』はずっと使い続けなくてはならない薬だが、将来は免疫治療と組み合わせ、がんが根治される時代が来るのではないか。

――日本医療研究開発機構（AMED）に期待する面はあるか。

文部科学省、厚生労働省、経済産業省の3省が、医学研究に関して合同で舵を取り、アカデミアと製薬企業の距離は、AMEDを介してさらに縮まったと感じる。餅は餅屋で、我々は良い創薬シーズを見つけることに専念し、いち早く製薬企業にバトンタッチしたいと思う。

トラメチニブ

悪性黒色腫および肺がん治療薬

世界唯一のスクリーニング法で開発したMEK阻害薬

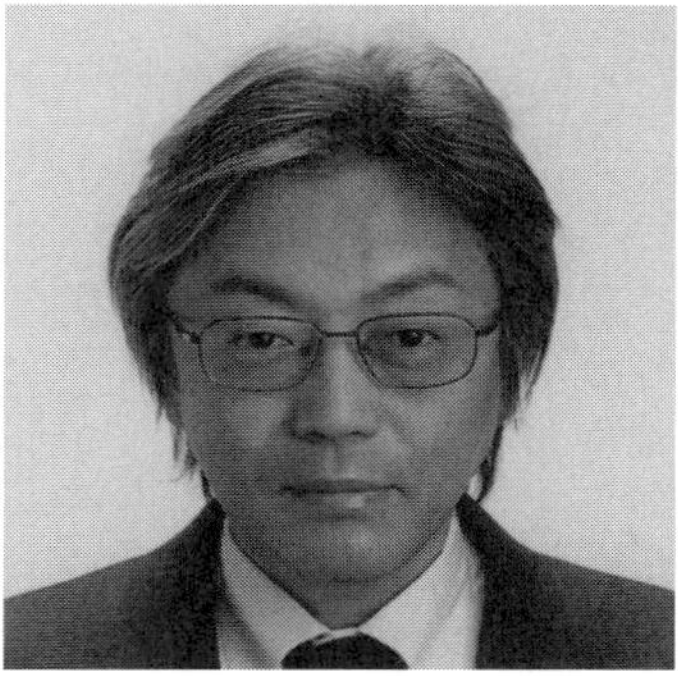

酒井 敏行

●

さかい としゆき

京都府立医科大学大学院医学研究科分子標的癌予防医学教授。1953 年和歌山県生まれ。80 年京都府立医科大学卒業、大阪鉄道病院研修医。82 年京都府立医科大学大学院博士課程入学。86 年京都府立医科大学大学院博士課程修了、京都府庁衛生部保健予防課技師（京都府立医科大学助手併任）。88 年米国ハーバード医科大学留学（眼科学教室研究員）。91 年京都府立医科大学公衆衛生学教室助手。94 年同講師。96 年同教授。2003 年より現職

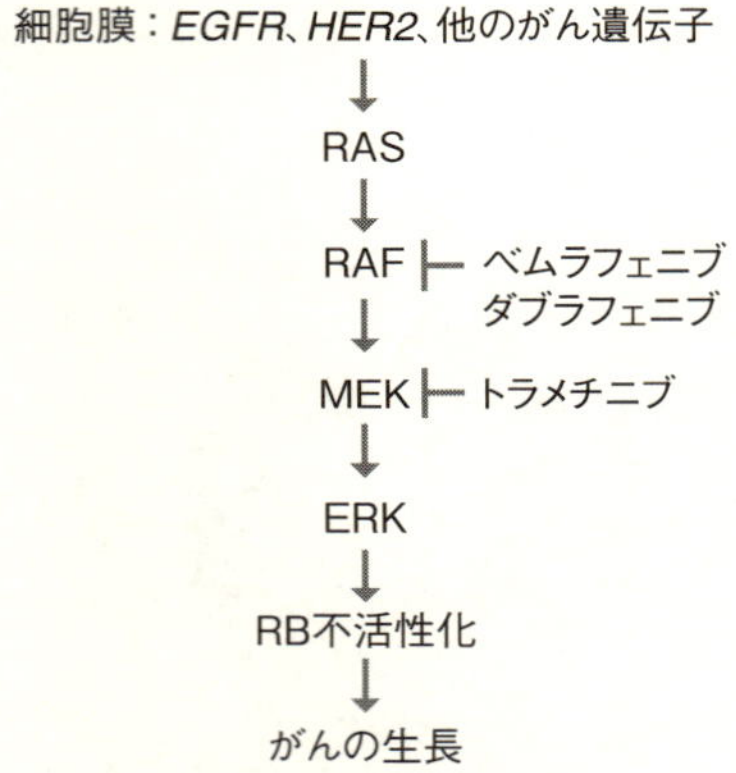

図3-6　がん細胞の増殖を促すシグナル伝達経路とトラメチニブの作用点

発がんは、「がん遺伝子」の活性化だけでなく、「がん抑制遺伝子」の失活によっても引き起こされる。細胞膜に存在するがん遺伝子の活性化が、その下流にあるがん遺伝子を活性化すると、そのシグナルが細胞質内へと伝達されてがん細胞が増殖するが、その際にがん抑制遺伝子ＲＢは失活させられる。発がんの一因となるシグナル伝達経路のＥＲＫ経路（図３－６）の活性化に関わるキナーゼ（タンパク質リン酸化酵素）のうち、ＭＥＫは分子標的薬のターゲットと目されながら、ＭＥＫ阻害薬の開発には至っていなかった。

京都府立医科大学分子標的癌予防医学教授の酒井敏行が、独自のスクリーニング方法によって、日本たばこ産業（ＪＴ）医薬総合研究所とともに発見した、世界で初めてのＭＥＫ阻害薬であるトラメチニブ（『メキニスト』、図３－７）は、２０１３年以降に欧米で、16年には日本で、ＢＲＡＦ遺伝子に変異を持つ悪性黒色腫（メラノーマ）治療薬として発売された。奏効率の高い分子標的治療薬として福音となっているのみならず、ＢＲＡＦ変異がある肺がんなど、他のがん種にも適応を広げている。

生家は有田みかんからクエン酸を製造

酒井敏行は、１９５３年和歌山県有田《ありだ》郡湯《ゆ》浅《あさ》町の生まれで、薬創りには因縁がある。祖父の眞之丞は、01年に済生学舎（日本医科大学の前身）を出た医師で、医業の傍ら、特産の有田みかんが落果しても収入になる研究を望まれ、世界で初めてナツミカンからクエン酸を精製する方法を考案。鈴木梅太郎など当時の名だたる化学者もなし得なかった快挙で、クエン酸製造のベンチャーともいえる「酒井製薬株式会社」（三栄源エフ・エフ・アイの前身の一つ）を起こした。清涼飲料水の製造に必須のクエン酸は、かつては輸入に頼っていたが、これ以降すべて自給となった。

しかし、それは酒井が生まれる前の話で、医学部進学に大きく影響したのは、２歳年下の弟との突然の別れだ。酒井が高校２年生の時、中学３年生だった弟は骨肉腫を患い、左足切断の甲斐もなく、

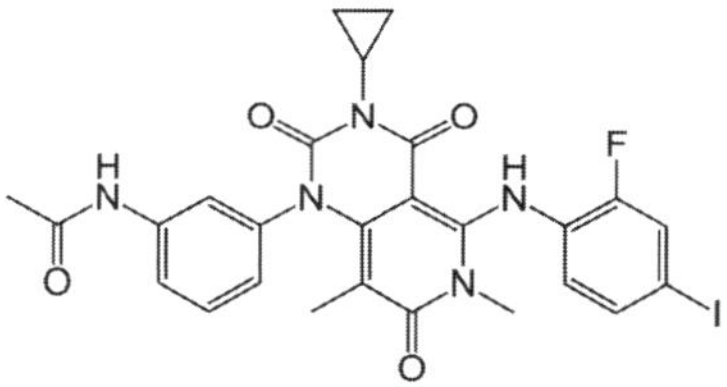

図3-7　トラメチニブ

数ヵ月で亡くなった。遺された兄は、「抗がん剤を見つける」と心に誓った。

80年、酒井は京都府立医科大学を卒業。２年間の臨床研修を行ったのは、「患者を知らずに研究をすべきでない」と考えたからだ。82年に同大大学院に進学すると生化学教室に入り、西野輔翼《にしのほよく》の下でプロスタグランジンD_2の抗腫瘍効果の研究を始めた。プロスタグランジンD_2の抗腫瘍活性はそれまでほとんど知られていなかったが、愛知県がんセンターにいた福島雅典《ふくしままさのり》が研究班を組織し、酒井はその末端の研究メンバーだった。

がん抑制遺伝子を極めるために留学

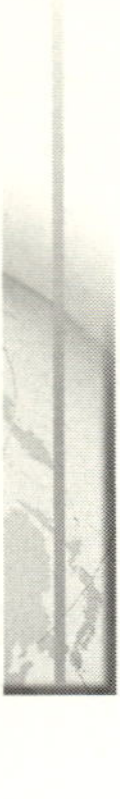

自ら薬を創れる可能性は低いと知りつつ、酒井は意欲に燃えていた。福島に留学先を相談したが、「Nature」や「Science」などの科学誌を読んで自分で見つけるよう一蹴された。そこで、酒井が強い興味を持ったのが、１９８６年に米国ハーバード医科大学の眼科医であるタデウス・ドライジャ（Thaddeus P. Dryja）らが、初めてのヒトがん抑制遺伝子として、網膜芽細胞腫の原因遺伝子（retinoblastoma gene：ＲＢ）のクローニングに成功したという報告だ。ＲＢは後に、多くのがん発症に関与していることが分かり、ｐ53と並ぶ代表的ながん抑制遺伝子であると解明された。
分子生物学については初学者だったにもかかわらず、酒井はドライジャに手紙を書き、留学を

受け入れてもらった。88年に渡米した折は34歳だったが、ドライジャも35歳の若さだった。

酒井はドライジャらとともに、ＲＢのエクソン（遺伝情報がコードされている部分）の突然変異という質的異常だけでなく、プロモーター領域（エクソンの上流にあって遺伝子を使うか使わないかを制御している部分）の突然変異で生じる発現量の低下によっても失活することを突き止め、91年に「Nature」誌に報告した。ＲＢの量的異常もまた、発がんに大きく関与していた。

米国では研究環境に恵まれ、大仕事もできた。慰留されて後ろ髪を引かれる思いもあったが、思い通りの研究をしてみたいと帰国し、母校の助手になった。ＤＮＡのメチル化によりＲＢのプロモーター領域が失活して発がんに至るという研究成果は、日本から発信した。メチル化とは、ＤＮＡによく見られるＣｐＧと呼ばれる配列のＣ（シトシン）にメチル基が付加される修飾反応で、プロモーター領域がメチル化されると、その遺伝子は使うことができなくなる。これは、がん抑制遺伝子がメチル化で失活するという世界で初めての報告となり、後にがんとエピジェネティクス（ＤＮＡ配列の変化によらない遺伝子発現の制御）の研究の端緒となった。

酒井は、ＲＢにこだわった。郷土・紀州の偉人、博物学者の南方熊楠《みなかたくまぐす》が唱えた「萃点《すいてん》」に通じるからだ。「萃」は「集まる」を意味し、「萃点」とは、様々な物事の理が交差する地点である。下流にあるＲＢは、がん遺伝子の活性化により失活するが、上流のがん抑制遺伝子の失活によっても失活させられる。ほとんどの悪性腫瘍では最終的にＲＢが失活することから、ＲＢこそが、がん領域の「萃点」であり、治療や予防の核になるのではないかと考えた。

細胞に物質を振りかける独自の「評価系」

失活したＲＢを再活性化させれば、新しいがん治療法になるだろうと考えて、酒井は、目指す物質を探索するための独自の実験系の構築に没頭した。

薬剤を探索する評価法には、細胞を用いない cell-free assay と、細胞を用いる cell-based assay があり、現在、主流となっている cell-free assay は、標的分子の活性部位だけをペプチド合成などによって作製して、それと結合する物質を探し出す方法である。一方、酒井が考案した方法は、実際の細胞に物質を振りかけて標的分子と結合させ、目指すがん抑制遺伝子の発現が増強されるかどうかを評価する。cell-free assay に比べて時間はかかるが、標的分子の活性部位だけでなく、どの部位に結合する物質も残らず見出せるという大きな利点がある。cell-free assay では、細胞内の分子間相互作用まで考慮に入れて物質を探し出すのは困難だが、cell-based assay であれば、指標とする分子の発現量まで観察できるので、反応がより特異的で付加価値のある物質を見つけやすい。

１９９８年頃、酒井は、こうした抗がん剤のスクリーニングのアイデアをＪＴの関係者たちに講演すると、強い関心を引いたものの共同研究には至らなかった。しかし2年後、ＪＴの幹部が酒井を訪ねてきて、抗がん剤研究を手掛けたいという意向とともに、社内でもアイデアを募るということを伝えてきた。

酒井は、「ＲＢ再活性化スクリーニング」と名付けたcell-based assayによって、ＲＢを活性化させる分子の発現を増強させる物質を探索し、がんの分子標的治療薬を創りたいと提案した。寄せられた約３０００のアイデアの中から、専門家の審査によって1年以上かけて選定された11テーマに入り、ＪＴとの共同研究がスタートした。

細胞は、外部からの刺激を取り込み、細胞内でシグナルとして伝えることで特定の遺伝子の発現量を調節して外部環境の変化に適応しており、増殖、分化、生存、死といった細胞の運命が決まる。

例えば、休止状態にあった細胞が再び増殖を始めるのは、上皮細胞増殖因子（ＥＧＦ）が細胞表面にある受容体（ＥＧＦＲ）と結合し、そのシグナルが細胞質から細胞核内へと伝えられるためで、このシグナル伝達は、キナーゼを介したリン酸化などにより制御されている。伝達経路がいくつかある中で、発がんの一因となっているのが、ＥＲＫ経路（ＲＡＦ－ＭＥＫ－ＥＲＫ）で、主に増殖因子によって活性化され細胞の増殖や分化を制御している。

ＥＲＫ経路では、ＥＧＦなどがチロシンキナーゼ（チロシンリン酸化酵素）型受容体に結合すると、低分子のＧタンパク質（グアニンヌクレオチド結合タンパク質）であるＲＡＳが、不活性なＧＤＰ（グアノシン二リン酸）結合型から、活性のあるＧＴＰ（グアノシン三リン酸）結合型に変換される。次に、このＲＡＳ-ＧＴＰが、キナーゼであるＲＡＦに結合すると、活性化されたＲＡＦは第二のキナーゼＭＥＫをリン酸化。活性化されたＭＥＫが第三のキナーゼＥＲＫをリン酸化し、最後に活性化されたＥＲＫが、細胞質や細胞核内の多数の基質タンパク質をリン酸化して、細胞の周期や増殖を調節している。

なお、ＲＡＦ-ＭＥＫ経路のシグナル伝達機構の解明には日本人が貢献しており、西田《にしだ》栄介《えいすけ》や後藤《ごとう》由季子《ゆきこ》らが、ＭＥＫやその他の関連分子を発見するなど多くの部分を明らかにしている。

さて、ＥＲＫ経路を活性化するのは、増殖因子受容体だけではない。ＲＡＳやＢＲＡＦ（ＲＡＦの類似遺伝子の一つ）などは、変異することで正常な細胞をがん化に導き、がん細胞の自律的増殖の鍵を握る「がん遺伝子」であることが明らかになっている。その結果、ＥＲＫ経路が異常に活性化されて細胞ががん化し、ＲＢはタンパク質レベルで失活させられる。このシグナル伝達経路は多くのがん種に共通しており、発がん機構において重要である。とりわけＢＲＡＦの変異を持つがんはこのシグナル経路への依存度が高く、その代表的な悪性腫瘍の一つである悪性黒色腫（メラノーマ）は60％以上にＢＲＡＦ変異が見られる。

メラノーマを起こす代表的な遺伝子異常として、がん抑制遺伝子であるｐ16の突然変異も知られていた。ｐ16の活性が失われると、ＲＢの活性も失われてしまう。もし、ｐ16と同じファミリーの遺伝子をうまく誘導してｐ16の失われた機能を代償できれば、ＲＢが再活性化され、メラノーマの発症を抑え込めるだろう。ｐ16のファミリーであるｐ15は、ＲＢを活性化させる分子であり、このｐ15発現を増強させる物質をcell-based assayで見つければ、メラノーマなどの治療薬になるはずだと考えた。

新規ＭＥＫ阻害薬を突き止める

２００１年にＪＴに入社したばかりの山口《やまぐち》尚之《たかゆき》ら２人の研究者が、酒井の研究室にノウハウを学びに来た。実際に、ＲＢを再活性化させる物質の探索を開始すると、早々に、上皮成長因子受容体（ＥＧＦＲ）遺伝子変異陽性の肺がんの治療薬ゲフィチニブ（『イレッサ』）に似た化合物が引っ掛かってきた。そこで、ゲフィチニブそのものを検討してみたところ、ＲＡＦ－ＭＥＫ経路を阻害して、ｐ15の発現を誘導することが明らかになった。

ＪＴでは、10万以上もの化合物をｐ15発現誘導物質の評価系にかけ、活性の見られた化合物について、化学研究所の阿部《あべ》博行《ひろゆき》らを中心に、構造の一部を変えた周辺化合物を合成する展開を進めた。それらの化合物と結合するタンパク質を同定すると、それはＭＥＫであり、見つかった化合物は新規のＭＥＫ阻害物質であることが判明した。これによりＭＥＫ（ＭＥＫ１およびＭＥＫ２）の機能が阻害されてＭＥＫによるＥＲＫのリン酸化が妨げられ、最終的にＲＢが再活性化されていた。

新薬候補化合物から、薬効と安全性を高める最適化が試みられた。出発点となるリード化合物は物性が悪く、その改善とがん細胞増殖阻害活性の向上を両立させるのは大きな困難を伴った。内服する際の経口吸収性を高める必要もあったが、一つひとつ克服していった。

最終的に合成された物質について、ＪＴと酒井が特許を取得した。同社が国内外で開発・販売するライセンス供与先を模索した末、06年に世界最大手製薬企業の一つ、英国のグラクソ・スミスクライン（ＧＳＫ）社に導出された。

治験開始から４年あまりでＦＤＡ承認の快挙

皮膚がんの中でも、メラノーマは最も悪性度が高い。２０１２年には世界で約23万人が新たに診断されており、早期に治療すれば大半は治癒可能だが、皮膚やリンパ節に転移を認めるステージ４まで進行すると、５年生存率は10％未満とされる。紫外線がリスクとなるために白人の罹患が多く、英国では成人若年男子（40歳以下）のがん死亡率で第２位でありながら、約40年以上もの間、ほとんど治療法の進歩が見られなかった。

ＢＲＡＦ遺伝子変異があるメラノーマに対して、従来の抗がん剤の奏効率は５％程度で、分子標的治療薬としてＢＲＡＦ阻害薬、あるいはＢＲＡＦのすぐ下流のＭＥＫの阻害薬が期待されていた。

メラノーマには多種類の遺伝子変異が存在するため、ＢＲＡＦ変異に対する分子標的治療薬だけで効果があるのかという懐疑的な意見も多かったが、いくつものＢＲＡＦ阻害薬やＭＥＫ阻害薬の開発が試みられてきた。しかし、臨床で成功したものはなく、当時のがん分子標的治療薬の教科書には「ＭＥＫ阻害薬は有効でない」という記述さえあった。酒井は、それらはcell-free assayで探索されたためにどれも類似した物質となり、しかも強力な阻害活性を持たなかったためだろうと推察した。

ＧＳＫでは、酒井らが発見した新規のＭＥＫ阻害薬をトラメチニブと名付け、08年から欧米で治験を開始した。第Ⅰ相・第Ⅱ相試験ともわずか1年ずつで終え、10年に開始された第Ⅲ相試験では、進行性ＢＲＡＦ変異メラノーマ患者に対し、無増悪生存期間だけでなく、生存率まで著明に改善するという劇的な効果を上げた。

第Ⅲ相もわずか1年間で終了、良好な試験結果を受けて、13年に「ＢＲＡＦ Ｖ６００遺伝子変異を有する悪性黒色腫」の治療薬として米国食品医薬品局（ＦＤＡ）に承認され、『Mekinist（メキニスト)』という商品名で発売された。BRAF V600遺伝子変異とは、アミノ酸配列600番目のバリンが置換した活性化変異である。

世界で初めてのMEK阻害薬は、治験開始からわずか4年あまりという驚異的なスピードで承認された。副作用は、手掌・足に見られる紅斑など一般的に想定される範囲内だった。酒井は、共同研究者たちと喜びを分かち合った。

11年、世界初のBRAF阻害薬として、スイスの大手製薬企業ロシュが米国バイオベンチャーのプレキシコンと共同開発したベムラフェニブ(『ゼルボラフ』)が、一足早くFDAに承認されていた。ベムラフェニブは、奏効率が約50%と高いものの、副作用としての皮膚扁平上皮がんの発生や耐性の生じやすさが問題になっていた。

GSKでは、トラメチニブと並行して、自社開発したBRAF阻害薬であるダブラフェニブ(『タフィンラー』)の治験を実施しており、同時承認となった。14年には、両者の併用療法が迅速承認された。トラメチニブは、ダブラフェニブとの併用により、奏効率約70%(完全奏効率約15%)と著効を示した。

15年3月、ノバルティスファーマが、GSKのがん事業の譲渡を受け、全世界においてトラメチニブを開発、製造・販売する独占的な権利をJTから取得。日本では同年4月に厚生労働省から希少疾病用医薬品(オーファンドラッグ)として指定され、16年に承認され、タフィンラーと併用での使用が認められた。

メラノーマ以外のがんにも治療効果が

ＭＥＫを介するシグナル伝達経路は、悪性黒色腫（メラノーマ）以外にも様々ながん種で活性化されるため、トラメチニブの適応拡大を目指し、世界中で１５０件以上の臨床試験が実施されている。ＢＲＡＦ変異進行性大腸がんに対しては、パニツムマブ、トラメチニブ、ダブラフェニブの併用が有効な可能性が２０１５年５月に示された。

さらに、有効な治療法がなかったＢＲＡＦ変異非小細胞肺がんに対して、トラメチニブとダブラフェニブの併用によって奏効率63％と劇的な効果を示したことが15年５月に報告され、米国ＦＤＡより「Breakthrough Therapy」に認定された。それに引き続き、ＢＲＡＦ遺伝子変異を有する根治切除不能な非小細胞肺がんへの適応追加が、17年４月にＥＵで、６月には米国でも承認され、日本でも承認申請中である。

また、最初に適応となったＢＲＡＦ遺伝子変異を有するメラノーマ（遠隔転移があるステージ４）に対しては、４年生存率30％、５年生存率28％と安定している。また、リンパ節転移のあるメラノーマ（ステージ３）に対して、手術後に再発予防のためにトラメチニブとダブラフェニブを投与したところ、再発率が53％低下したという報告が出されており、小さな転移巣も治癒している可能性が示唆されている。

また、日本発のメラノーマの新薬として、京都大学の本庶佑らが発見した、がん免疫チェックポイント分子であるＰＤ－１に対する、ヒト型抗ヒトＰＤ－１モノクローナル抗体ニボルマブ（『オプジーボ』）が14年に登場した（68ページ参照）。がん免疫逃避機構の一つであるＰＤ－１／ＰＤ－Ｌ１経路を遮断し、進行性メラノーマに対して高い奏効率が得られている。ＭＥＫ阻害薬のトラメチニブとは作用機序が異なるため、ニボルマブは競合する薬ではない。現在、両者の効果的な併用療法についても検証が進められている。

さらに2つの薬が開発途上に

酒井らが発見・同定した分子標的治療薬は、トラメチニブだけではない。ＪＴと前後して、やはりＲＢを再活性化させる分子としてｐ21とｐ27を選択し、これらの発現を増強する薬剤のスクリーニングが、山之内製薬（現・アステラス製薬）と中外製薬との間で、それぞれ実施された。

前者によって、新規のヒストン脱アセチル化酵素（ＨＤＡＣ）阻害薬としてＹＭ７５３（OBP-801）を同定しており、オンコリスバイオファーマに導出され、米国で第Ｉ相臨床試験中である。また、後者では、ＲＡＦとＭＥＫを共に阻害する、新規のＲＡＦ／ＭＥＫ阻害薬、CH5126766が発見されており、第Ｉ相臨床試験が国内外で実施されている。

　これらの相次ぐ成果は、トラメチニブの発見は決して偶然ではなく、酒井らのスクリーニング系が極めて理にかなっていたことを示す証拠でもある。

　他のＭＥＫ阻害薬とは異なり、トラメチニブとCH5126766は、ＭＥＫだけでなくＣＲＡＦの阻害活性も持つため、ＢＲＡＦ変異を持つ腫瘍に対して極めて有効であるだけでなく、ＲＡＳ変異腫瘍に対しても有効である。また、これら2剤はいずれもOBP-801とは併用可能で、治療効果が増強することが期待されている。

診断も予防もＲＢが鍵となる

「萃点」であるＲＢは、治療のみならず、診断や予防へも展開されている。

　まず、診断では、シスメックス社との共同研究で創案したがん診断法は、大阪大学の野《の》口《ぐち》眞三《しんざぶ》郎《ろう》らが臨床試験を行い、乳がん再発リスクを分子診断で評価できる検査法「Ｃ２Ｐ（Cell Cycle Profiling）ブレスト」として実用化された。ＲＢをリン酸化し、その機能を失活させるサイクリン依存性キナーゼ（ＣＤＫ）の活性を直接測定するもので、わずか数ミリ四方の微量の生検材料から、ほぼ全自動で、放射性物質を使用せずに測定できる装置が開発されている。

また、講座名に「分子標的癌予防医学」を冠している酒井にとって、予防は最重要テーマである。RBを活性化できる〝究極のがん予防ジュース〟に力を注いでいる。

トラメチニブには、家族性大腸腺腫症のポリープ形成を抑制する効果があることが報告されている。予防目的で低用量を投与することも考えられるが、高価な薬であることから、ハイリスクな人向けでなければ使用できない。そこでジュースである。薬に比べて荒唐無稽な研究にも見えるが、RB再活性化を促す天然食品成分が酒井らによりいくつも発見されており、食品会社と共同して動物実験で効果を確認し、商品化を目指している。

酒井の研究室の石川秀樹《いしかわひでき》は、薬剤による大腸がん予防の臨床試験を実施しており、大腸ポリープの再発をアスピリンで抑制できるといった成果を収めつつある。そうした予防介入のノウハウをジュースの開発にも活かしていく。

がんを克服したいという酒井の強い思いは、祖父譲りのベンチャースピリットに支えられ着実な歩みを続けている。

モガムリズマブ
難病「成人T細胞白血病」の光明となる抗体医薬
がん治療薬

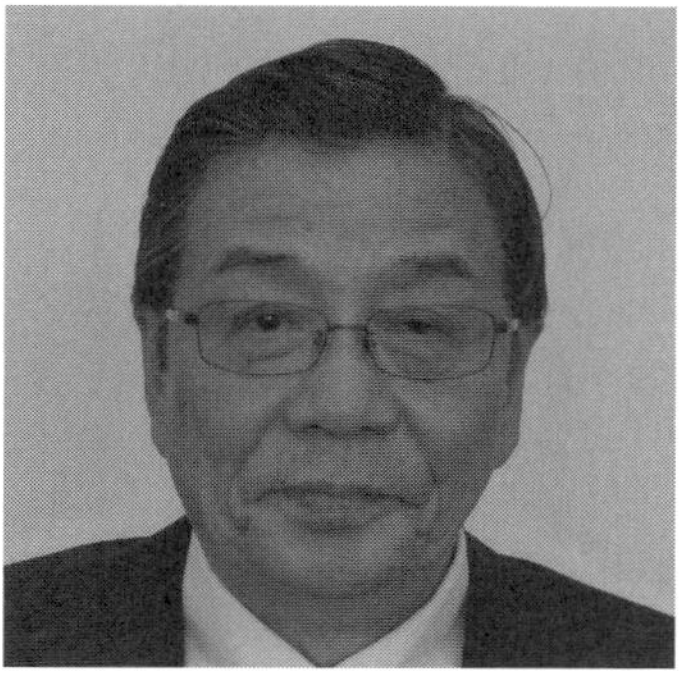

上田 龍三
●
うえだ りゅうぞう

愛知医科大学医学部腫瘍免疫寄附講座教授。1944年愛媛県生まれ。69年名古屋大学医学部卒業、名古屋大学医学部合同内科入局。72年名古屋大学第一内科入局。76年米国ニューヨークのメモリアル・スローン・ケタリングがんセンター客員研究員。80年愛知県がんセンター研究所・化学療法部主任研究員。同部長を経て、95年名古屋市立大学医学部第二内科教授。2002年同大学院医学研究科臨床分子内科学教授。03～07年名古屋市立大学病院病院長兼務。07～10年同大学院腫瘍・免疫内科学教授。08～12年初代名古屋市病院局長。12年より現職かつて、南九州の風土病ともされていた成人Ｔ細胞白血病／リンパ腫（adult T-cell leukemia/lymphoma：ＡＴＬ）は、ウイルス感染で起こる血液のがんである。白血化（末梢血中への腫瘍細胞の出現）や臓器浸潤（周辺の臓器への腫瘍細胞の広がり）の有無によって、複数の抗がん剤を組み合わせる多剤併用化学療法や、同種造血幹細胞移植（骨髄移植）などが試みられてきたが、決め手となる治療がなく、予後不良で治癒は望めなかった。

２０１２年、協和発酵キリンが、上田龍三らとともに開発した、国内初のがん治療のための抗体医薬（分子標的治療薬）モガムリズマブ『ポテリジオ』は、事前に効果を判定する診断薬とセットで発売され、寛解に至る患者も現れ、大きな光明となっている。

ウイルス由来の白血病が九州に集中

１９６０年代末、白血球を構成するリンパ球には、Ｔ細胞とＢ細胞があることが明らかになり、臨床においても、骨髄腫はＢ細胞の腫瘍といった区別がなされるようになった。京都大学にいた高月清《たかつききよし》は、リンパ性白血病の分類を進める中で、日本人成人では、欧米に比べてＴ細胞性の白血病が多く、患者の出身地は九州に偏《かたよ》っていることに着目した。さらに、白血病細胞の形態学的な特徴の検討から、76年の国際血液学会議でＡＴＬの概念を初めて発表し、77年に「Blood」

誌に掲載された。

高月らは、原因として「ウイルス関与の可能性」を指摘していた。それは推測にすぎなかったが、81年、米国立がん研究所のロバート・ギャロ（Robert Gallo）と、京都大学ウイルス研究所の日沼頼夫《ひぬまよりお》が、ＡＴＬ発症に関わるレトロウイルスをそれぞれ発見して発表した。レトロウイルスとは、遺伝情報としてＲＮＡを持ち、感染した細胞内で逆転写によってＤＮＡを合成するウイルスの総称である。

翌82年、吉田光昭《よしだみつあき》がこのレトロウイルスの全塩基配列を決定すると、ギャロと日沼が発見したウイルスは同一のものであることが分かり、ＨＴＬＶ‐１（ヒトＴ細胞白血病ウイルス１型）と命名された。84年、ＡＴＬの最も多い感染経路は母乳を介した母子の垂直感染であり、約50年という潜伏期間を経て発症することも突き止められ、87年には授乳の中止などの措置も講じられるようになった。

ＡＴＬの病型は、「急性型」「リンパ腫型」「慢性型」「くすぶり型」の４つに分類されたが、「急性型」「リンパ腫型」の予後は非常に悪く、半数以上が、診断から１年前後には亡くなっていた。感染して血液中に生きた感染リンパ球を抱えながら発症していないキャリアは１００万人ともされ、新規治療法が待望されていた。

抗ＣＣＲ４モノクローナル抗体作製

１９８０年代後半、米国立保健研究所（ＮＩＨ）に留学していた松島綱治《まつしまこうじ》（現・東京大学教授）は、特定の白血球に作用してその遊走と活性化に関わるサイトカイン（生理活性物質）であるケモカインを研究していた。ケモカインの一つとしてＩＬ－８（インターロイキン－８）を同定し、遺伝子クローニングにも成功した。

松島は、ケモカイン受容体に対する抗体を作れば、抗原であるケモカイン受容体と結合して種々の免疫・アレルギー反応を引き起こせるだろうと考えた。90年に帰国後、こうした抗体を本格的に作ろうと、協和発酵工業（当時）との間で共同研究を開始した。

99年、ようやくマウスのモノクローナル抗体で、ヒトＣＣＲ４に対する抗体作製に漕ぎ着けた。ＣＣＲ４は、Ｇタンパク質共役型７回膜貫通型のケモカイン受容体で、ヒトの健常細胞では、Ｔｈ２細胞などの表面に選択的に発現している。Ｔｈ２細胞が産生するサイトカインは、アレルギーの重症化に大きく関わることから、松島と協和発酵は、抗ＣＣＲ４抗体を抗アレルギー薬として開発することを検討していた。

アレルギー疾患は患者も多く、市場の広がりが大きいと期待された。しかし、その半面、抗体が抗原を認識する特異性を利用した抗体医薬は、抗原性があるため、生体に入ると異物と認識されて有害事象の起こる恐れが強く、リスクを懸念する声もあった。

ＡＴＬ患者ではＣＣＲ４が多発

協和発酵の花井《はない》陳雄《のぶお》（現・協和発酵キリン会長兼ＣＥＯ）から相談を受けたのが、名古屋市立大学（名市大）にいた上田龍三だ。

１９４４年に愛媛県松山市の開業医の家に育ち、名古屋大学に進んで、血液のがんを専門にしていた。69年に医師になったころは、白血病の原因は分かっておらず、有効な治療法もなく、医療機関は患者の生存日数のみを競っているような状況だった。70年代に米国のエドワード・トーマス（Edward D. Thomas）とジョセフ・マレー（Joseph Murray）が、近代的な同種造血幹細胞移植を開始していた（90年にノーベル生理学・医学賞受賞）。75年からは名古屋大学などでも同種造血幹細胞移植が実施されるようになったが、移植を受けた患者は、いわゆる拒絶反応である移植片対宿主病（ＧＶＨＤ）に苦しんだ。そうした患者を目の当たりにし、上田は治療法を極めたいと、メモリアル・スローン・ケタリングがんセンターに留学した。同センターでは、ロイド・オールド（Lloyd J. Old）が、がん免疫がヒトでも成り立つことを証明したばかりで、細胞表面上にある腫瘍特異的抗原の探索研究に力を入れていた。

上田は80年に帰国後、愛知県がんセンター研究所、95年からは名市大で、ＡＴＬやさまざまながんに特異的なマウスのモノクローナル抗体（1つのエピトープのみを認識する抗体）の作製などにも力を入れており、協和発酵東京研究所とも懇意だった。

99年、テキサス州立大学ＭＤアンダーソンがんセンターから、Ｔ細胞の一部のリンパ腫にＣＣＲ４が発現していることが報告されていた。上田も、ＡＴＬ患者の検体の解析から、患者の細胞でもＣＣＲ４が多く発現していることをつかんでいた。ＣＣＲ４がＡＴＬ治療の標的分子になるとにらんだ上田は、「致死的な難治疾患であるＡＴＬの治療にこそ、この抗体を用いるべきで、安全に使えることが確認されないうちはアレルギー疾患には使えない」と主張した。

上田の意見は受け入れられ、２００１年、名市大との間でＣＣＲ４をターゲットとした抗体医薬の開発が始まった。翌02年、松島と近畿大学の義江《よしえ》修《おさむ》らが、ＡＴＬの大半の症例で、白血病細胞がＣＣＲ４を強く発現していることを報告した。上田らもデータは持っていたが、論文となったのはこれが最初である。

上田が、石田《いしだ》高司《たかし》らと共に１０３例のＡＴＬ検体を解析した結果でも、ＣＣＲ４が約90％の症例に発現していた。さらに、ＣＣＲ４発現が、ＡＴＬの独立した予後不良因子となり、治療しても経過は良くないということも突き止め、03年に発表した。

飛躍的に活性を高める技術革新

　さて、マウス・モノクローナル抗体のままでは、ヒトの医薬品としては使えないため、ヒト化抗体を作製しなくてはならない。

　協和発酵では、ヒト化を試みる過程で、抗体依存性細胞傷害（antibody-dependent cellular cytotoxicity：ＡＤＣＣ）活性を飛躍的に高めることに成功している。抗体は、可変領域で標的細胞上の特異的抗原に結合する。同時に、定常領域（Ｆｃ領域）を介して、マクロファージやナチュラルキラー細胞（ＮＫ細胞）など、白血球の中でも、強い攻撃力や処理能力を持つ免疫細胞（エフェクター細胞）の抗体受容体（Ｆｃγ Ｒ）にも結合する。これによってＮＫ細胞などが活性化され、抗体の可変領域が結合した標的細胞の近くに引き寄せられると、それを攻撃する物質を放出して殺傷する。この作用がＡＤＣＣと呼ばれる。

　実は、同社には苦い失敗経験があった。１９９９年当時、抗体研究チームは、ある抗体の研究に注力。ヒト化にも成功し、有効性・安全性の検証をほぼ終えて、臨床試験に移ろうとした矢先にトラブルに見舞われた。ラット細胞から作製した抗体でしっかり薬効が出ていたにもかかわらず、細胞の種類を変えたところ、活性が大きく低下したのだ。研究者たちは大いに落胆した。抗体のアミノ酸配列をくまなく調べても、原因は分からなかった。

抗体は通常、1ヵ所が糖鎖で修飾されており、抗体と受容体（FcγR）の結合力は、糖鎖の違いによって左右される。ADCC活性が低下したのは、糖鎖の影響を受けたためだと見られていた。当初、糖鎖のうちどの糖が原因であるかは分からなかったが、分析チームは、それがフコースであると突き止めた。Fc領域に付加された糖鎖の中からフコースのみを除去すると、抗体とFcγRは強固に結合し、ADCC活性が100〜1000倍増強されると分かった。フコースを特異的に除去した抗体を作製する技術は、POTELLIGENT（ポテリジェント）技術と名付けられた。「potency/potential + intelligent = ポテリジェント」で、「抗体の潜在能力をスマートに引き出す」という意味だ。2001年、特許が申請された。

名市大の石田らは、フコースを除去したポテリジェント抗体の効果を、ATL患者の検体で検証した。フコースを付加したままの通常の抗体に比べて、ADCC活性は100〜1000倍上昇した。患者に投与する抗体の量を抑えられれば安全性は高まるし、価格も抑えられる。上田は「間違いなく、臨床で使える」と確信した。

マウス抗体の可変領域だけをヒト抗体の定常領域に導入したキメラ抗体でも、十分効力を発揮することができた。抗体が作られる元となった抗原（免疫原）とは別の抗原に結合しないかを見る交差反応試験では、CCR4抗原に対して特異的であることが示された。こうした良好な試験結果を受けて、最終的にヒト化抗体が作製され、モガムリズマブと命名された。

前臨床試験で高い標的結合性

モガムリズマブのＡＤＣＣ活性を測定する実験では、ヒトＡＴＬ細胞株およびＨＴＬＶ-１形質転換Ｔ細胞株を標的細胞にしてモガムリズマブを結合させ、健康成人３人の末梢血の単核球（ＰＢＭＣ）がそれに呼び寄せられて、抗体が結合している細胞や病原体を殺傷するかどうかという反応を見た。モガムリズマブ10μg／mL程度で、ＡＤＣＣ活性は最大になった。

また、ＣＣＲ４陽性のヒトＡＴＬ由来腫瘍株を移植した重症複合免疫不全マウスモデルに、20mg／kgのモガムリズマブを週１回、計４回静脈内投与する実験では、統計的に有意な腫瘍増殖抑制作用もしくは延命作用が認められた。

ヒトに投与する臨床試験を前に、なお協和発酵の経営幹部は慎重だった。有用な薬ができたとしても、ＡＴＬは年間発症者が１０００人という希少疾患で、開発にかかるコストが回収できそうもない。しかし、マウスやＡＴＬ患者細胞における著効を示すデータから、標的への高い結合性が評価され、最終的には「自社創薬品が患者さんの役に立つならば」という松田《まつだ》譲《ゆずる》社長（当時）の決断でゴーサインが出た。

そのころ、毒性を最終確認するために、ヒトに近い霊長類のサルに対する投与が行われたが、3ヵ月後に投与群の2匹に脊髄神経の変性が起こっていることが確認された。T細胞と脳神経細胞は表面の糖鎖が似ているため、交差反応（抗体が作られる元となった抗原とは別の類似抗原に結合する反応）を起こすことが知られている。最大の危機だったが、2ヵ月後には正常なコントロール群のサルにも神経変性が確認された。実験に用いたすべてのサルが、ウイルス性の神経疾患に感染していたのだった。再度実験を行い、今度は問題ないという結果が得られたものの、結果が出るまでの上田の苦悩は言葉にならないほど壮絶なものだった。

ATL患者はしばしば強い免疫抑制状態にあることも報告されていることから、健常人の免疫細胞に加えて、23例のATL患者の検体を用いた実験も行われ、ADCC活性を確認した。また、末梢血中のNK細胞の割合は、ADCC活性や抗ATL細胞活性と相関しており、薬効に影響を与えることが示唆された。NK細胞は、モガムリズマブの効果を予測するバイオマーカー（治療への反応に相関した指標となる生体内物質）となり、投与前にその量を測定することは有望だと見られた。

2008年、協和発酵工業とキリンファーマが統合し、協和発酵キリンが誕生した。抗体医薬は、特殊な大型タンクの中で抗体産生細胞を超大量に培養し、その上澄み液を精製濃縮して製造される。協和発酵は山口県のタンクで製造を始めていたが、合併後は旧キリンファーマの群馬県のタンクを使うことが決まり、作り直しに半年以上を要した。

第Ⅰ相試験で完全寛解も

２００７年から治験がスタートした。安全性と薬理動態を調べる第Ⅰ相試験は、二次治療以降に再発・再燃したＣＣＲ４陽性のＡＴＬ患者およびその他の末梢性Ｔ細胞リンパ腫（ＰＴＣＬ）患者が対象となった。06年に英国で、ドイツのTeGenero社が開発中だったＴ細胞を活性化する抗ＣＤ28ヒト型モノクローナル抗体を健常人８人に投与する第Ⅰ相試験が行われ、プラセボ（偽薬）以外の６人がショック状態を起こし、集中治療室（ＩＣＵ）に運ばれる事件が起こっていた。こうしたリスクを避けるため、１例ずつ、週１回、計４回投与するプロトコル（実施計画書）が作成され、慎重に投与量を見極める必要があった。

第Ⅰ相試験は合計16例で、07年に１例目が登録され、０・０１mg／kgを週１回、計４回投与した。通常の抗体医薬の用量の１０００分の１程度であることもあり、被験者には何の変化もなかった。２例目は、ＡＴＬ細胞が皮膚や骨にまで浸潤した患者に同じ治療が行われた。３週後の効果判定時には、皮疹や骨の浸潤の減少が見られた。そこでの判定は不変（Stable disease：ＳＤ）で病状の悪化はなかったため、無治療で１年後に再評価をしたところ、皮疹は消え、骨からもＡＴ

Ｌ細胞が消えていた。緩徐に効果が示された患者だった。

３例目は、急性型ＡＴＬ患者で、夕方投与すると、急性反応として軽い悪寒や発熱を生じた。翌朝の血液検査では、末梢血の約60％を占めていたＡＴＬ細胞が消えていた。１週間後の検査で再びＡＴＬ細胞が数パーセント見られたが、２回の投与後、ＡＴＬ細胞がすべて消え、完全寛解（Complete remission：ＣＲ）に至った。あまりの劇的な効果に、上田は感慨もひとしおだった。

順次、投与量を増量して、６例には１・０mg／kgが投与され、うち１例が発熱性好中球減少症や発疹を起こした。

第Ⅱ相試験は、ＣＣＲ４陽性（ＡＴＬ細胞がＣＣＲ４を発現している）患者で、二次治療（2番目の抗がん剤投与）以降に腫瘍細胞が再び出現して再発・再燃した人を対象に、１・０mg／kgを週１回、計８回投与した。有効性解析対象者26人のうち、ＣＲが８人、部分寛解（Partial remission：ＰＲ）が５人で、奏効率は50％。副作用は、処置が必要なものもあったが、いずれも回復または軽快した。こうして、第Ⅱ相までの結果をもって、11年４月に製造販売承認が申請され、12年３月に「再発又は難治性のＣＣＲ４陽性の成人Ｔ細胞白血病リンパ腫」を適応症として承認された。第Ⅰ相試験における著効の評判が高まり、被験者の登録が順調に進んだ。患者会からは、早期承認を求める嘆願書が出され、通常１年前後かかる審査期間を短縮する特例措置により、希少疾病用医薬品（オーファンドラッグ）にも指定されて優先的に審査された。

モガムリズマブの商品名となった『ポテリジオ』は、「Potelligent + Geo（世界）」に由来し、POTELLIGENT技術により抗体が広がりゆく世界を表現したものだ。

モガムリズマブは、コンパニオン診断薬が同時に承認された、初めての分子標的治療薬となった。コンパニオン診断薬とは、投薬前に使用対象患者に該当するか否かなどをあらかじめ検査する目的で使用される診断薬で、効果や副作用を投薬前に予測するものだ。患者のＡＴＬ細胞がＣＣＲ４を発現していると判断された人だけが、モガムリズマブを用いることができる。

固形がんの免疫治療の治験が進む

発売から2年あまりで、投与された患者は１０００人程度と見積もられているが、その可能性は広がっている。

市販後も全例調査を続けており、37％に副作用の皮疹を生じたが、皮疹が出た人は臨床的有用性も高かった。その解明は今後の課題である。その後、ＣＣＲ４陽性の初発ＡＴＬ患者および再発末梢性Ｔ細胞リンパ腫（peripheral T-cell lymphoma：ＰＴＣＬ）患者に対する治験でも有効性が示され、２０１４年にこれらの治療薬としても承認された。将来的には、感染者の発病予防に適応を拡大することも検討されている。用量や安全性の関係が見極められれば、アレルギー疾患に使う可能性も、なお視野に入る。そして、上田が最も心血を注いでいるのが、がんの免疫治療だ。

ＣＣＲ４は、Ｔｈ２細胞以外に、制御性Ｔ細胞（regulatory T cell：Ｔｒｅｇ）にも発現することが知られている。坂口志文《さかぐちしもん》（現・大阪大学特任教授）が発見したＴｒｅｇは、免疫反応を抑制的に制御するもので、多くのがん組織にも存在し、がん細胞を攻撃する細胞傷害性Ｔ細胞（cytotoxic T lymphocyte：ＣＴＬ）やＮＫ細胞の働きを抑えていることが分かっている。

実際に、患者にモガムリズマブを投与すると、ＡＴＬ細胞だけではなく、Ｔｒｅｇ細胞も特異的に除去されていた。こうしたＴｒｅｇ除去の作用は、第Ｉ相で経験した、緩徐に効果が現れた症例や長期生存症例に関与している可能性もある。

12年から愛知医科大学に拠点を移した上田は、モガムリズマブを用いてＴｒｅｇ細胞を除去し、ＣＴＬやＮＫ細胞ががんを攻撃できるよう環境を作る治療の医師主導治験を実施した。将来的には、ワクチン療法や細胞療法などと併用して、効果が高められると期待されていた。残念ながら、臨床効果は限定的だったものの、活性化Ｔｒｅｇの抑制効果が証明された。続く第二段階として、免疫チェックポイント阻害薬として広く使用され始めている抗ＰＤ－１抗体（ニボルマブ）とモガムリズマブを併用した術前の複合免疫療法の第Ｉ相医師主導治験が精力的に実施されている。

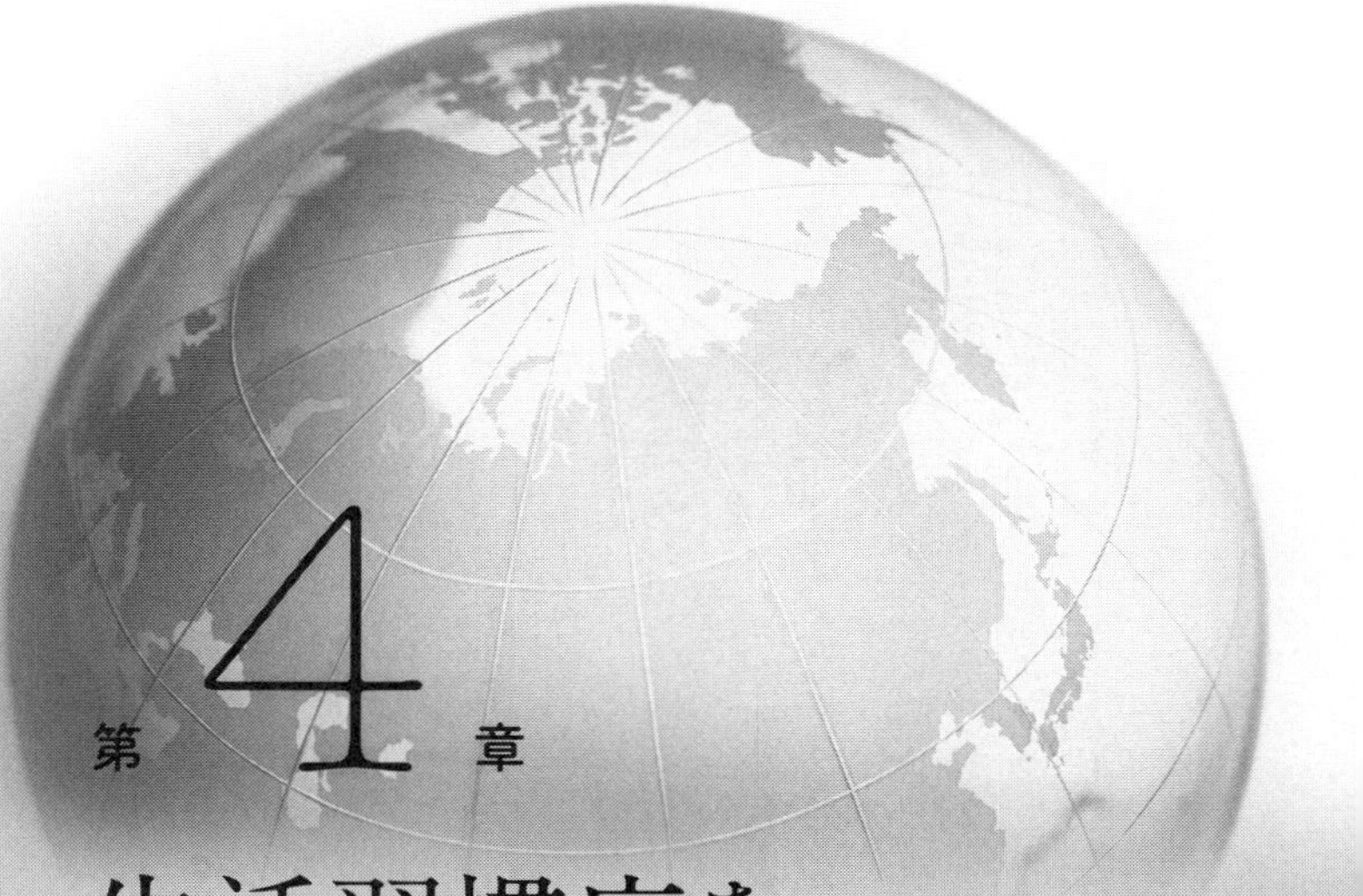

第4章

生活習慣病を抑え込め

糖尿病治療薬

カナグリフロジン

腎臓を標的にした全く新しい糖尿病治療薬

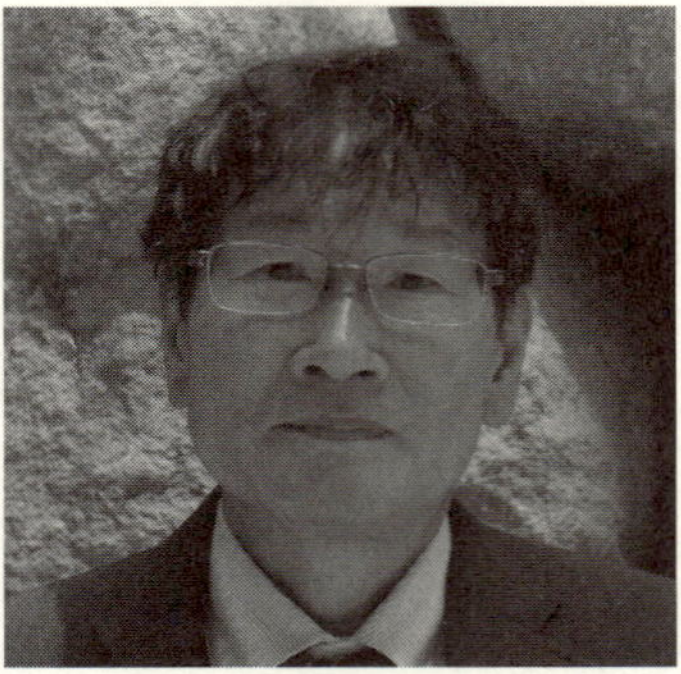

野村 純宏

●

のむら すみひろ

田辺三菱製薬創薬本部インキュベーションユニット主席研究員。1956 年東京都生まれ。83 年北海道大学大学院薬学研究科修士課程修了後、同年田辺製薬入社、有機化学研究所配属。92 年理化学研究所出向（中田忠主任研究員）。97 年 米 国 Tanabe Research Laboratories 駐在。2007 年田辺三菱製薬研究本部創薬化学第二研究所。14 年「2 型糖尿病治療を指向した SGLT2 阻害薬カナグリフロジンの創製」で日本薬学会創薬科学賞受賞世界中で爆発的に増加しつつある糖尿病人口に対して、今世紀に入って、まったく新しいタイプの治療薬（ＳＧＬＴ２阻害薬）が登場した。膵臓から分泌されるインスリンは血糖値を直接下げる効果のある唯一のホルモンであり、既存薬はインスリン作用を増強させて、血糖降下を目指すものが主体だ。これに対して、ＳＧＬＴ２阻害薬は、腎臓を標的として、血中の糖を尿中に排泄させる。

このコンセプトを最初に提唱したのは、田辺製薬（現・田辺三菱製薬）の合成化学者であった。〝考えて薬を創りたい〟と挑んだ化合物は、後進に引き継がれ、カナグリフロジン（日本の商品名『カナグル』、図４－１）創製につながった。世界に先駆けて承認された米国においては、ＳＧＬＴ２阻害薬の一番手となり、画期的新薬として開花した。

江戸初期、薬種問屋として大阪・北船場《きたせんば》に生まれた田辺製薬は、武田薬品工業、塩野義製薬と並び、「道修町《どしょうまち》御三家」と称される。

辻原健二《つじはらけんじ》が、大阪市立大学大学院で工学博士号を得て同社に入社したのは、１９７１年のこと。55年頃から整腸薬キノ

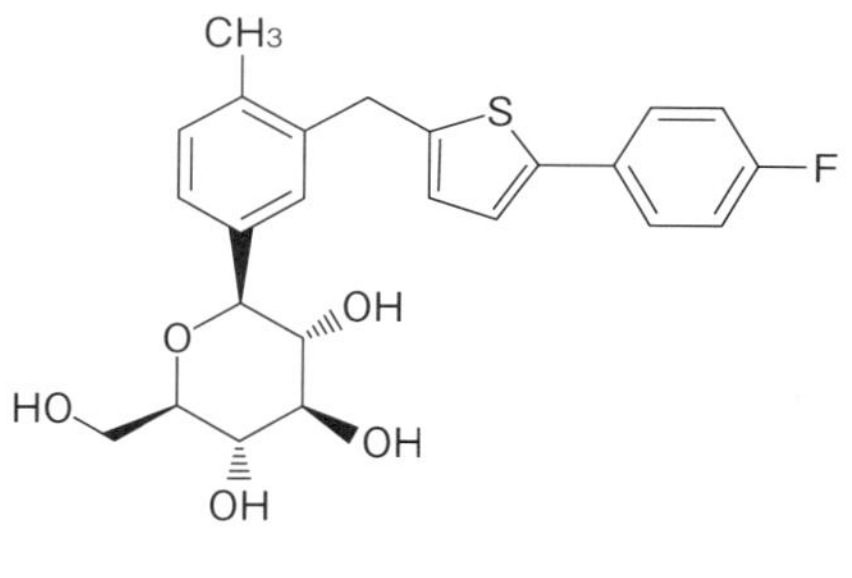

図4-1　カナグリフロジン

ホルムによる神経障害（スモン）の薬害訴訟が発生し、同社の経営を圧迫していたが、老舗らしく研究に力を注いでいた。大阪の研究所は基礎研究が中心だが、配属された東京研究所（埼玉県戸田市）は、より創薬に近い研究を志していた。

期待されたプロドラッグの抗がん剤

１９７６年、制がん剤研究プロジェクトチームの一員となった辻原は、はやりだったニトロソウレア系（尿素の水素原子がニトロソ基に置き換わった構造を持つ）化合物の合成に取り組んだ。物質としての安定性の悪さを克服しなくてはならず、当時としては先進的な発想で、生体内で代謝されて作用を発揮するプロドラッグを目指した。80年に合成した新規の水溶性ニトロソウレア剤、ＴＡ-０７７は、体内でマルターゼ（マルトースを加水分解する酵素）の作用を受けてグルコース（ブドウ糖）誘導体へと変化し、抗腫瘍活性を示した。毒性は低く、マウス・ラットにおいて大半のがんが消滅するなど著効を示した。それは、不振に苦しむ会社の株価を数倍に押し上げるほどで、内外から期待が寄せられた。

ＴＡ-０７７は臨床試験に進み、血液のがんである悪性リンパ腫に対し高い効果を示したが、固形がんでは無効との判定だった。さらに、マルターゼ活性には個体差があるために投与法が難しく、経口薬ではハードルが高いとして開発は中止された。

そのころの同社では、研究テーマは研究者の裁量に任されていた。80年代後半、辻原が着目したのが糖尿病だった。戦前は珍しい病気だったが、自家用車の普及、飽食の時代を迎え、患者が増加していた。長らく飢餓と闘ってきた人類は、血糖を一定以上に維持する仕組みはいくつも備えているが、血糖を低下させるのはインスリンホルモンがあるのみである。インスリンを発見したフレデリック・バンティング（Frederick G. Banting）とジェームズ・マクラウド（James R. Macleod）は、23年にノーベル生理学・医学賞を受賞した。特に遺伝的素因がある人は、過栄養と運動不足で、２型糖尿病を発症しやすい。これに対して、１型糖尿病は自己免疫疾患であり、本来は外敵から身を守るために備わっている免疫系が自己の細胞を攻撃するようになり、膵臓でインスリンを作っているβ細胞が破壊されて起こる。

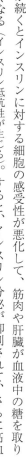

過剰な糖を体外に捨てればいい

高血糖が続くとインスリンに対する細胞の感受性が悪化して、筋肉や肝臓が血液中の糖を取り込みにくくなる（インスリン抵抗性が生じる）。すると、インスリン分泌が抑制されて、さらに高血糖になるという悪循環が生じる。本来は生体に必須な栄養素が毒になるのが、糖毒性である。当

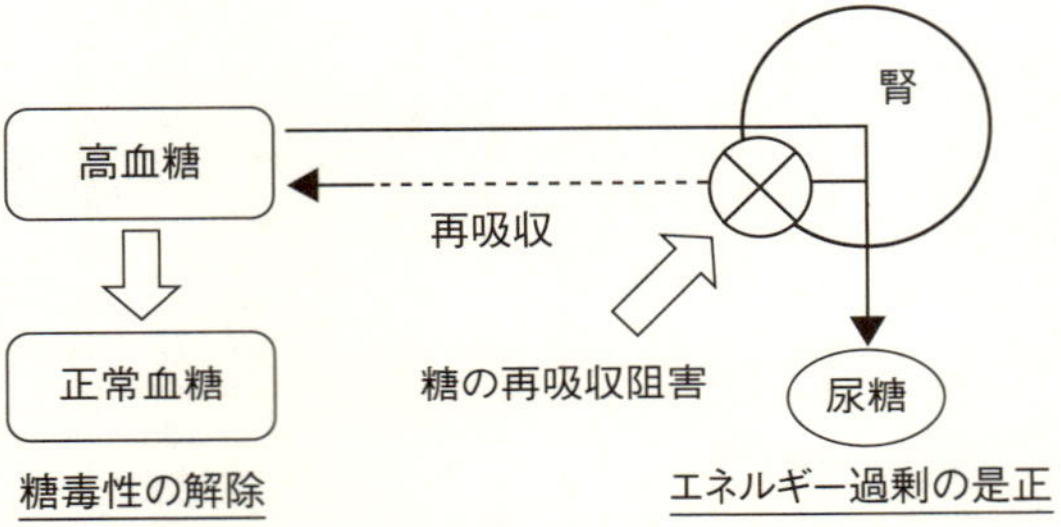

PHARM TECH JAPAN 25(1)：69-77, 2009

図4-2　尿糖排泄促進薬の概念

時の治療薬と言えば、インスリン分泌促進薬であるスルホニルウレア（SU）薬に加えて、主に肝臓に作用して糖新生を抑制するビグアナイド薬（メトホルミンなど）がある程度だった。いずれも対症療法であり、辻原はより根本に迫る治療を模索する中で、「糖が血中で過剰であるならば、体外に捨てればいいのではないか」と思い至る。そうすれば、エネルギーバランスが是正されるだけでなく、血糖値が正常化されるはずだ。過剰なグルコースを尿中に捨てる尿糖排泄促進薬という、2型糖尿病薬の斬新なコンセプトを打ち立てた（図4-2）。

グルコース分子は極性を持つため、細胞膜を通過させるには、膜輸送タンパク質（輸送体）が必要である。この輸送体には、濃度勾配により拡散させる受動輸送のGLUT（glucose transporter：グルコース輸送体）と、エネルギーを用いた能動輸送を行うSGLT（sodium-dependent glucose transporter：ナトリウム・グルコース共役輸送体）とがある。ＧＬＵＴはすべての臓器、組織、細胞に存在するが、小腸や腎臓の上皮細胞におけるグルコース輸送はＳＧＬＴに依存している。

　血液が腎糸球体によって濾過されると、血中グルコースはすべて原尿の中に漉《こ》し出されるが、腎尿細管のＳＧＬＴにより再吸収される。その約90％はＳＧＬＴ２が担い、約10％はＳＧＬＴ１による。高血糖時は、飽和状態のグルコースを再吸収できず、血糖値に応じて尿糖の排泄量が増加することになる。辻原は、腎尿細管のＳＧＬＴを阻害する薬を創れば、原尿中のグルコースは再吸収されることなく尿中に排出され、糖尿病の進行を抑えられるはずだと考えた。

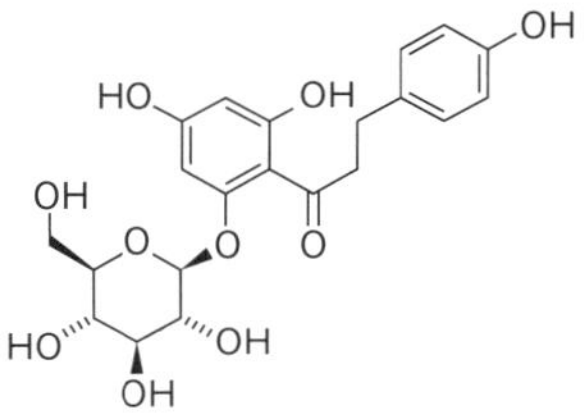

図4-3　フロリジン

リンゴの樹皮にあったフロリジン

　目指す化合物を得るには、手掛かりとなるモデル化合物が必要になる。それを元に構造活性相関を検討し最適化を進めていく。同僚の大関正勝が、『生化学辞典』にフロリジン（図４−３）の記載があると教えてくれた。フロリジンは１８３５年、リンゴやナシの樹皮から精製された天然の配糖体で、アグリコン（非糖部分）のフロレチンとグルコースの結合体である。

フロリジンを動物に皮下もしくは静脈投与すると、腎臓に存在するSGLTを阻害して尿中に糖を排泄するという。ただし、経口投与したのでは、腸管のβ-グルコシダーゼによってフロレチンとグルコースに分解されてしまい、尿糖排泄作用を発揮できなくなる。また、フロリジンは腎毒性を持つ物質と考えられており、それが医薬品としての応用を阻んでいた。

しかし、辻原は、昼夜を問わず文献を読み漁り、その可能性を探る中で、1987年に米国のルチアーノ・ロセッティ（Luciano Rossetti）らが「Journal of Clinical Investigation」誌に発表した論文に行き当たった。それは、膵臓を部分切除したラット（糖尿病モデル）にフロリジンを皮下投与したところ、尿糖排泄を促進させて高血糖を改善し、インスリン抵抗性およびインスリン分泌不全を回復させたという報告だった。

これを拠り所として、フロリジン骨格からの最適化を試みることとした。コンセプトは明快だが、糖尿病と言えば「尿に糖が出る」病気であり、それを「尿に糖を出す」薬で治すというのは、突拍子もない発想だ。病気を悪化させるイメージが強いと、研究所内では否定的な意見が多かった。また、たとえば、チアゾリジン系のピオグリタゾンのように、インスリンのメカニズムに迫る薬への関心が高かった。これは、肥大化した脂肪細胞を小さい脂肪細胞へと変化させることで、インスリン抵抗性を改善する薬である。「尿に出す」といった単純な作用機序の薬では、医師の評判も芳しくなさそうだった。それでも、それを押し切って研究を進められる自由な風土が社内にあった。

辻原は、ＳＧＬＴ阻害薬に求められる条件として、①ＳＧＬＴを選択的かつ強力に阻害、②経口投与による尿糖排泄増加と血糖低下作用、③そのアグリコンはＧＬＵＴを阻害しない、④腎毒性をはじめとする毒性が弱い、という判定基準を掲げた。フロリジンを薬にするには、②と③を満たす必要があった。経口投与でフロリジンから生じるフロレチンはＧＬＵＴを強く阻害するため、ラットに静脈内投与すると、脳へのグルコース取り込みが急速に減少し、副作用の危険があった。

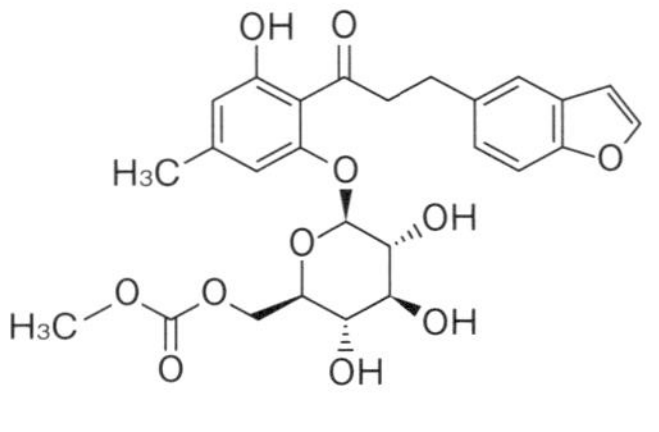

図4-4　T－1095

こうして創製されたＴ－１０９５（図４－４）は、生体内で代謝されて作用を発揮するプロドラッグであり、ヒトの肝臓のエステラーゼで容易に加水分解されて活性体Ｔ－１０９５Ａとなり、そのＳＧＬＴ２阻害活性はフロリジンの約３倍と高かった。尿糖を過剰に排泄すれば、血糖値を下げすぎる恐れがないかと心配になる。しかし、腎尿細管のグルコース再吸収能力は正常血糖時には約30％の働きしかしておらず予備能があるため、それを高めて低血糖に陥らないようにすることができる。２型糖尿病のモデルラットにおいて、尿糖排泄増加と血糖低下の作用で高い効果を示した。１型糖尿病のモデルラットでもこの作用は見られることから、インスリンを介さず作用しているようだった。さらに、膵島β細胞の機能も改善させることが分かってきた。

糖尿病薬の治験となれば大人数を対象に行わなくてはならない。社内の風向きが良くなかったこともあり、有望な新薬候補物質が見つかれば、自社では開発せず、海外の製薬企業に導出（ライセンス供与）することになっていた。売り込みの甲斐あって、ベルギーに本拠を置くヤンセンファーマシューティカ社への導出が決まった。

米国での治験は２０００年に開始され、第Ⅱ相試験でヒトにおける糖排泄作用が確認され、辻原らの仮説が証明された。しかし、体内での代謝が速く、作用時間が短すぎた。有効性を高めるには用量を大幅に上げなくてはならず、02年に開発の打ち切りが決まった（外部発表は03年）。

バックアップを1年以内に作れ

田辺製薬社内には失望感が漂い、もはやＳＧＬＴ阻害薬の研究続行は難しいと見られた。しかし、ヤンセン社の執念が勝っていた。臨床試験では概念が実証できており、２番手となる代替化合物（バックアップ）の探索をしないかと、田辺製薬に打診があった。

２００２年12月、ＳＧＬＴ阻害薬開発チームのリーダーに抜擢されたのが、野村純宏である。北海道大学と同大学院で薬学を修めて１９８３年に入社した合成のエースで、Ｔ‐１０９５には携わっていなかった。抗がん剤に用いられるカンプトテシンは天然物で水に溶けにくいが、その水溶性誘導体の合成法を開発するなど、腕に覚えはあったが、後に研究本部長になった土屋《つちや》裕弘《ひちひろ》（現・田辺三菱製薬相談役）から言い渡された期限はわずか1年だった。部下を入れて７人のチームで、スタート時はさすがに青ざめた。

手掛かりはＴ‐１０９５しかないが、ヤンセン社ではＴ‐１０９５にのみ固執して探索していた。しかし、Ｔ‐１０９５関連化合物の非臨床試験結果が93年に特許公開され、96年の「Chemical and Pharmaceutical Bulletin」誌にも報告されたことで、製薬企業各社による周辺化合物の探索が始まった。野村はそこにヒントを求めた。他社から2年遅れだったが、コンセプトを提唱した企業としての意地もあった。野村は徹底的に他社の特許のプロファイルを洗い直した。大もとのフロリジンはＯ‐グルコシド型構造だが、Ｏ‐グルコシド誘導体だけでなく、代謝がより安定なＣ‐グルコシド結合を有するものなど、多くの特許が公開されていた。２００１年にブリストル・マイヤーズスクイブ（ＢＭＳ）が特許を出願していた化合物も、ベンジル‐ベンゼン型のC-グルコシド誘導体であった。

C-グルコシド誘導体に的を絞る

野村は、C-グルコシド型と未発表のN-グルコシド型に的を絞って策を練り、合成の陣頭指揮を執った。当初は力任せに近かったが、研究開始から半年後には、薬物動態的にも安定した新規のC-グルコシド誘導体を探り当てた。評価系にかけるとSGLT2阻害活性が認められた。次第に効率的な合成プロセスの開発も進み、総力を挙げて周辺化合物の展開を進めた結果、ついに開始から1年の期限を待たずして、後にカナグリフロジンと命名されたTA-7284が完成した。C-グルコシド型への構造変更で、SGLT2に対する選択性が高まり、GLUTは阻害しないようになる。β-グルコシダーゼによる分解も回避できていた。自信満々で臨んだ薬理試験では、T-1095に比べて尿糖排泄促進、血糖低下作用とも高かった。そこまでに合成した化合物は200あまり、目標の1年以内をクリアしたことで、野村は大きく安堵し、土屋も辻原も大喜びだった。

ヤンセン社は、早々に米国においてカナグリフロジンの2型糖尿病に対する治験を開始した。米国で先頭を走っていたのはBMS社で、逆転は不可能と見られていた。しかし、同社のダパグリフロジンは申請に際して米国食品医薬品局（ＦＤＡ）から追加臨床成績の提出を求められ、大きく足踏みした。この間、２０１３年３月にカナグリフロジンが承認を得て、ＳＧＬＴ２阻害薬の先陣を切った。ヤンセン社のみならず、田辺製薬にとっても大きな金星だ。ＦＤＡの厳しい審査を最初に通り抜けたトップランナーということで、評価も高まった。

米国では、『INVOKANA』という商品名で発売された。INVOは、「invoke（願う）」から、KANAは、キリストが水をブドウ酒に変える最初の奇跡を起こした場所の地名「Cana」に由来する。

07年に、田辺製薬は三菱ウェルファーマと合併して、田辺三菱製薬となっていた。日本では同社が治験を行い、14年7月に『カナグル（CANAGLU）』が承認された。「CANA」は、人と変わらない日常生活を過ごしたいという糖尿病患者の希望を「かな（CANA）える」という思い、また「GLU（グル）」は、「Glucose（糖）」から取られた。

ＤＰＰ－４阻害薬との比較でも優位に

日本では、ＳＧＬＴ２阻害薬として５剤目の承認だが、すでに60ヵ国以上で承認されている。米国においては内分泌内科医におけるＳＧＬＴ薬の新規処方のシェアでは、INVOKANAがトップであり、第一選択薬に育っている。

新規メカニズムの糖尿病新薬としては、ＤＰＰ-４阻害薬の開発が先行していた。これは、インスリン放出を増加させるホルモン、インクレチンの分解酵素（Dipeptidyl peptidase-4：ＤＰＰ-４）の働きを抑える薬である。

海外では、メトホルミンやＳＵ薬で血糖コントロールが不十分な2型糖尿病患者（７５５人）に対して、ＤＰＰ-４阻害薬シタグリプチンとの比較試験が実施された。カナグリフロジン３００㎎もしくはシタグリプチン１００㎎が経口投与された。52週後、ＨｂＡ１ｃ値のベースラインからの変化量は、カナグリフロジン群がマイナス１・０３％、シタグリプチン群はマイナス０・６６％を大きく上回った。空腹時血糖、体重、血圧の低下においても、カナグリフロジン群が高い効果を示すという結果だった（*Diabetes Care* 36（9）:2508-2515, 2013）。また、弱いながらも、ＳＧＬＴ１の阻害作用も持つことなども分かってきた。

カナグリフロジンは、２０１５年に年間10億ドル以上を売り上げるブロックバスターになった。野村、辻原は、薬理を担当した荒川健司《あらかわけんじ》とともに、14年、日本薬学会の創薬科学賞を受賞した。

野村純宏氏に聞く

研究者をある程度自由にさせないと画期的な創薬は生まれない

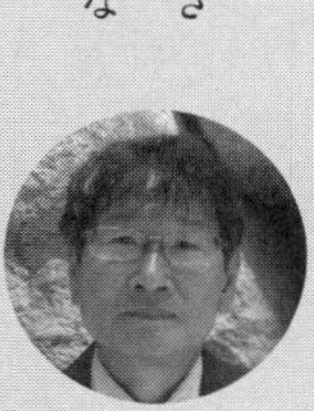

――カナグリフロジンの成功要因は。

早めに化合物の系統（C-グルコシド誘導体）を決めたことが大きい。ヤンセン社は、T-1095にこだわり過ぎて先へ進められなかった。私は、その後の技術の発展も柔軟に取り入れ、より早く、より良いものを見つければよいと、過去の栄光に固執しなかった。

――会社の環境は味方したか。

プロジェクトは1990年に始まったが、90年代までは、研究者が比較的自由に研究テーマを選べた。自由に任せる部分がないと、画期的な創薬にはつながりにくい。

――日本ではSGLT2阻害薬の発売当初から副作用や有害事象が数多く報告され、「SGLT2阻害薬の適正使用に関するRecommendation」が出された。

残念に思う。副作用は予想される範囲のものだ。脱水（体液量減少）は、糖を排泄すれば尿糖の濃度が上がり、それを薄めようとして浸透圧利尿が起こる。あらかじめ水分補給を心掛ければいい。また、ヘマトクリット値が上昇しても、脳卒中を起こすレベルではない。DPP-4阻害薬も同様で、他剤併用が可能なのが大きな特長だが、SU薬と安易に併用すると低血糖につながりやすく、慎重を期した勧告だろう。

――日本では、なかなか画期的な新薬が生まれない。

製薬企業が、導入品を売るだけという時代が長く続いた弊害もあるのではないか。最近の創薬の主流は、標的タンパク質についての文献を見つけ、そこにはまる化合物をスクリーニングしていく、いわば他人頼みだ。〝考えて薬はできないか〟という発想に惹かれる。また、創薬において、化合物を生体内で効かせることを考えながら合成展開していくことの重要性も身にしみた。タンパク結合率など、試験管内での数値や活性ばかりにこだわらず、生体内で物性が良いものを創らなくては、薬にならない。

ジルチアゼム塩酸塩

日本発ブロックバスターの先駆け

虚血性心疾患治療薬

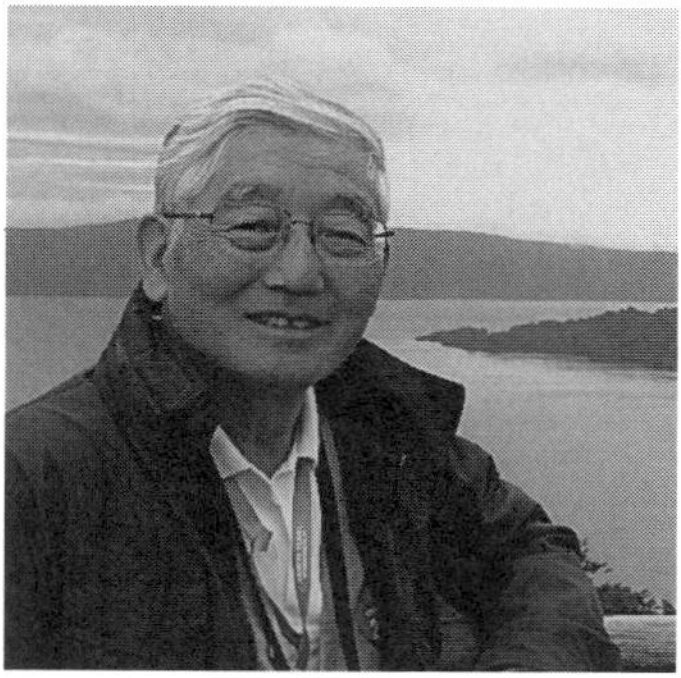

長尾 拓

●

ながお たく

国立医薬品食品衛生研究所名誉所長。1942年東京都生まれ。65年東京大学薬学部薬学科卒、67年東京大学大学院薬学系研究科修士課程修了。田辺製薬主任研究員として、虚血性心疾患治療薬ジルチアゼム塩酸塩の創薬に成功する。89年東京大学薬学部毒性薬理学講座（後に薬効安全性学教室）教授。その後、国立医薬品食品衛生研究所副所長を経て、2002～06年同所長を務める日本発で、世界に導出（ライセンス供与）された薬の先駆けが、1974年に田辺製薬（現・田辺三菱製薬）から、国産初の虚血性心疾患治療薬として発売された『ヘルベッサー』（ジルチアゼム塩酸塩）である。

動脈の血管壁には平滑筋細胞でできた層があり、カルシウムイオンが流れ込むと、この細胞が収縮して血管が細くなり、血圧上昇の引き金となる。ヘルベッサーは、当時まだ新しかったカルシウム拮抗作用（カルシウムの通り道に結合し血管平滑筋へのカルシウム流入を抑制する作用）を積極的に前面に打ち出した。82年には高血圧症に適応を拡大するとともに、米国でも発売された。

中枢に作用する薬を求める中から、田辺製薬にいた長尾拓らが、化合物の網羅的な探索の末に発見したこの薬は、世界的なブロックバスターとなって、その後の田辺製薬の業績を大きく牽引するとともに、日本の新薬開発力を世界に印象付けた。

ベンゾチアゼピン骨格の中枢薬

東京生まれの長尾は、東京大学薬学部を出て同大学院薬学系研究科修士課程を修了し、1967年に、老舗の製薬企業の一つ、田辺製薬に入社した。そのころ、著しく発展してきていた分野が生物学で、そこに化学への興味を重ねて薬学を志した。

ジルチアゼム塩酸塩　　チアゼシム　　オキサゼパム

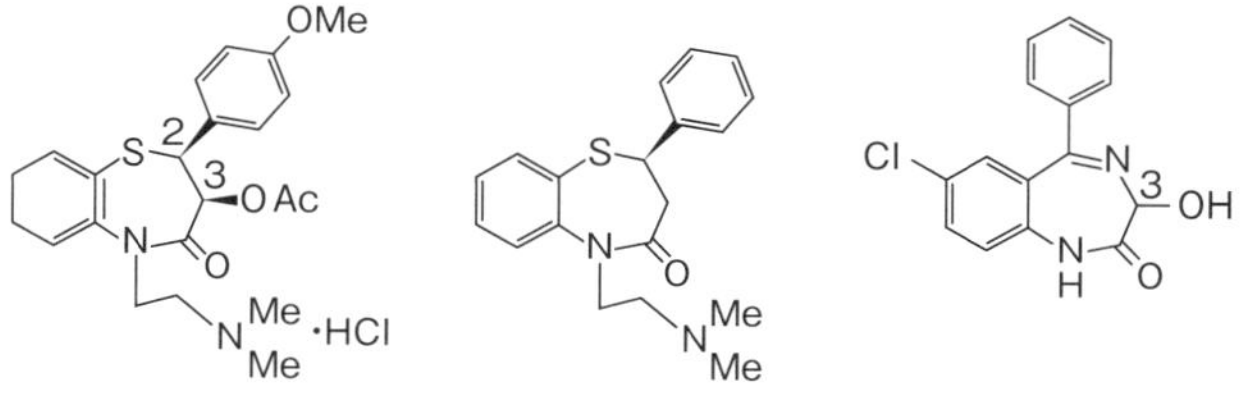

図4-5　ジルチアゼムおよび関連化合物の構造式

63年、米国の製薬企業スクイブ（現・ブリストル・マイヤーズスクイブ）社のジョン・クラプコ（John Krapcho）らが、1，5－ベンゾチアゼピン誘導体であるチアゼシムという化合物に抗うつ作用があることを報告した（図4－5）。ベンゾチアゼピン骨格は、ベンゼン環と硫黄と窒素を含む、環状に原子が7つある七員環が縮合した構造で、脳の興奮を抑制する作用があった。

チアゼシムは66年、抗うつ薬『Altinil』としてスクイブ社から発売された。より優れた化合物を目指して、原子配列を少しずつ変えた周辺化合物の探索が行われており、田辺でも同年、ベンゾチアゼピン骨格を持つ向精神薬の開発に着手した。

同じくヘテロ七員環構造を有する化合物の中でも、1，4－ベンゾチアゼピン誘導体が、精神安定剤として高く評価されていた。また、抗不安薬であるオキサゼパムは、骨格の3位に水酸基を導入して、中枢作用が増強されることが、Bellらにより報告されていた。

そこで、田辺でも、3位に水酸基を持つ新たなベンゾチアゼピン誘導体を目指して合成を続けた。多くのベンゾチアゼピン誘導体が合成され、中枢作用のスクリーニングがなされたが、チアゼシムを上回る活性は認められなかった。

しかし、同社ではここで諦めることなく、リード化合物から合成した多くの周辺化合物を、ランダム・スクリーニングにかけることにした。特定の生物活性のある化合物をふるい分けて薬の候補物質を選び出すスクリーニングの中でも、可能な限り幅広い化合物の中から薬効のある物質を見つけだす独自のシステムを作り上げていた。

イヌで冠動脈の拡張作用を発見

入社1年目の長尾は、東京の生物研究所で循環器系グループに配属された。長尾は大学院時代から、マウスやラットだけでなく、イヌの実験の心得があった。

同社で合成した物質はスクリーニング系にかけられ、冠動脈血管を拡張する作用がきわめて高い化合物が見つかった。狭心症治療薬や降圧薬の候補として非常に有望な物質であると期待された。

ベンゾチアゼピンの3位に酸素官能基を導入したことが、結果的に、強い冠動脈血管拡張作用につながっていた。そこで、同社では、1，5-ベンゾチアゼピン誘導体の合成研究を方向転換し、中枢作用薬ではなく冠血管拡張作用薬としての最適化を試みることにした。構造活性相関を考慮しながら、合成とスクリーニングが繰り返された。１９６８年初頭、創製に漕ぎ着けたのが、きわめて強い冠血管拡張作用を持つ「ＣＲＴ−４０１」であった。

ＣＲＴ−４０１は、２個の不斉炭素を持つために、シスとトランスの２つの立体異性体があり、さらにそれぞれにＤ体、Ｌ体があるラセミ化合物だった。合計４つの異性体について、薬理作用が丹念に比較された。まず、薬理作用ではシス体が大きく勝った。さらに、光学異性体の比較では、Ｄ体が冠血管拡張と平滑筋弛緩作用で大きくＬ体に勝り、毒性の指標となるLD_{50}（半数致死量）は同等であった。このため、Ｄ体（ＣＲＤ−４０１）が、臨床開発へと進むことになった。これが、ジルチアゼムである。長尾らの薬理部門が、心機能や冠血流量を測定できるスクリーニング法を確立しており、実験動物の反応を注意深く観察して、薬理活性を調べたことが、大きく貢献した。

ジルチアゼムの最大の特徴は、これまでと異なる作用機序のカルシウム拮抗作用を持つことである。心臓の収縮にカルシウムイオンが重要であることを発見したのは、リンゲル液に名を残す、英国の生理学者シドニー・リンガーである。１８８２年、カエルの心臓の灌流《かんりゅう》実験で、純粋な生理的食塩水よりカリウムやカルシウムを含む水道水の方が、収縮力が維持されることを見つけたのだ。その後、カルシウムイオンの意義は忘れられていたが、１９６０年代、東京大学の江《え》橋節郎《ばしせつろう》が、細胞内のCa^{2+}濃度が筋肉の収縮・弛緩を制御していることを突き止めた。これが、今日のカルシウム拮抗薬の開発にもつながっているとされる。

カルシウム拮抗作用の基本概念を世界で初めて提唱したのは69年、西ドイツ（当時）のフライブルク大学生理学教授だったアルブレヒト・フレッケンシュタイン（Albrecht Fleckenstein）らである。72年、ベラパミル誘導体であるＤ６００が、心筋のNa^{+}チャネルには影響がない濃度で、Ca電流を選択的に阻害することを明らかにした。また、これらの薬物の作用機序は、Ca^{2+}チャネルを選択的に遮断して、血管平滑筋細胞へのCa^{2+}の流入を抑制し、平滑筋を弛緩させることで血管を拡張させることを解明した。

心筋の興奮収縮連関を強く抑制する薬剤で、その作用がCa^{2+}で拮抗される薬剤は、カルシウム拮抗薬と名付けられることになった。カルシウム拮抗薬は、血管に選択的に作用するため、他の平滑筋には影響を及ぼさずに効果を発揮することができる。もともと、狭心症治療薬などは、冠血管拡張作用に基づいており、カルシウム拮抗作用を意識して開発されたものではない。その一部が後付けで、カルシウム拮抗薬というカテゴリーに分類されることになり、世界中の生理学者や薬理学者の関心を一気に集めるようになった。

フレッケンシュタインは、生理学的な手法で薬の作用機序を検討すると同時に、初期から病態モデルを使って、細胞膜電位の変化を観察するなどの薬効実験を並行して行い、カルシウム拮抗作用の基本概念を初めて提唱した。田辺でも、長尾らが、ジルチアゼムの電気生理学的実験を行った。ウサギの摘出耳介血管標本により、Ca^{2+}によって起こる血管収縮作用を確認した。さらに、モルモットから摘出した心筋、結腸紐《ひも》や門脈を用いた電気生理学的実験によって、ジルチアゼムのカルシウム拮抗作用の本体が、電位依存性のCa^{2+}チャネル遮断であることを確認した。

ジルチアゼムは、ベラパミルと構造がまったく異なっていることから、フレッケンシュタインは当初は疑念を抱いていたとされるが、田辺の電気生理学的実験結果を見て、ジルチアゼムもまた、みずから提唱したカルシウム拮抗薬であることを認定した。

二重盲検比較試験が評価を高める

１９６０年代末から、ジルチアゼムの国内での治験が始まっており、虚血性心疾患領域においては、日本で初めてプラセボを対照とした二重盲検比較試験（被験者も医師もどの薬が割り当てられたかを知らない）が多施設で実施された。前例のないことで、現場にも大きな緊張を強いるものだったが、ここで薬効を確認できた。工業的な大量合成法についても、スズ触媒反応により反応時間を大幅に短縮するなど、研究部門、生産部門の協力によって効率の良い製造法が可能になっていた。

こうして74年、社運を賭けたジルチアゼム塩酸塩は、日本で、国産第1号の虚血性心疾患治療薬『ヘルベッサー』として発売された。命名の由来は、ドイツ語のHerz（心臓）に、bessern（より良くする）を合わせて「Herbesser」、心臓を良くする薬という、何とも大胆なネーミングだった。

国内で製造承認を得た73年から、同社では海外市場への展開を模索していたが、日本の新薬開発力への評価はきわめて低く、導出先探しは難航した。

また、当時、欧米では、冠血管拡張作用を主作用とする薬剤を狭心症治療に用いることには、むしろ批判的であった。そこで、田辺では、フレッケンシュタインやマーシャル・ブーラッサ（Martial G. Bourassa、モントリオール心臓研究所所長）のもとを訪れ、ジルチアゼムの薬理から臨床効果に至るまで詳細なプレゼンテーションを行った。まだ新しかったカルシウム拮抗作用について、海外での理解を求めて積極的に働きかけた。

世界のブロックバスターに育つ

こうした努力の末、１９７６年、マリオン・ラボラトリーズ（現・サノフィ）に、ジルチアゼムの米国での開発・販売権が導出された。

米国とカナダにおいて、数千人の患者を対象にして、5年にわたる長期試験が行われ、海外での評価と信頼性が高まった。また、日欧の心臓学者らが、冠動脈硬化に加えて冠動脈のスパスムが狭心症の主要病因であることを解明したことで、冠血管を拡張して血圧を穏やかに適正なレベルまで降下させるジルチアゼムの効能に期待が集まった。他のカルシウム拮抗薬に比べ、副作用が少ないことも有利だった。

82年、国内では、高血圧症の効能が追加された。そして同年、米国では、まず狭心症を適応に『Cardizem』として発売され、89年には高血圧の効能も追加された。国内では、89年に注射剤、91年にカプセル剤、96年に小型カプセル剤の２型が追加され、98年には注射剤に不安定狭心症の効能が追加された。ジルチアゼムは一時期、欧米市場でも降圧薬の第一選択薬的な存在になって、最も多いときは世界１４０ヵ国で使用されるブロックバスターに育った。現在でも世界１１０ヵ国以上で使用されており、国産薬の海外市場進出の成功例として先導的な役割を果たした。

エビデンスの評価に堪え得る薬

ジルチアゼムは、エビデンスに堪える薬と評価され、世界中で研究結果が報告され、蓄積された。虚血性心疾患領域においては、心筋梗塞二次予防効果について、ＤＲＳ試験（86年、*N Engl J*

Med)、MDPIT試験（88年、*N Engl J Med*）、INTERCEPT試験（2000年、*Lancet*）等があり、不安定狭心症の心血管事故の抑制についてDAISY試験（1995年、*Lancet*）がある。

また、降圧効果については、北欧4ヵ国で高血圧症患者を対象にジルチアゼム徐放剤の脳心血管疾患一次予防効果を検討したNORDIL試験の結果が2000年に報告された。1万881人の患者を対象とする大規模試験で、利尿薬、β遮断薬に比べてジルチアゼムの一次予防効果が有意に勝っていた。すでに新世代のカルシウム拮抗薬が登場している21世紀に入っても、降圧以外の効果もある息の長い薬として、半世紀を超えて使われる薬である。

1988年、ジルチアゼムは、日本薬学会の第1回にあたる創薬科学賞に選出され、長尾は、阿部《あべ》久二《きゅうじ》、井上博純《いのうえひろずみ》とともに受賞に臨んだ。長尾は、22年間、田辺製薬株式会社生物研究所に勤めた後、89年に、請われて母校・東大に移り、毒性薬理学講座（後に薬効安全性学教室）の教授となった。その後、2001年からは、国立医薬品食品衛生研究所に転じ、02年には所長となった。同研究所は、1874年に日本で最も古い国立試験研究機関として設立された東京司薬場（1887年に東京衛生試験所と改称）を前身としており、日本近代薬学の始祖とされる長井長義も所長を務めた。長尾は、若き日の成功体験を踏まえて、産・学・官の立場から、薬とそれを創る人材を育てることに貢献した。

カンデサルタンシレキセチル

高血圧症治療薬

米国大手との競争で誕生したヒット商品

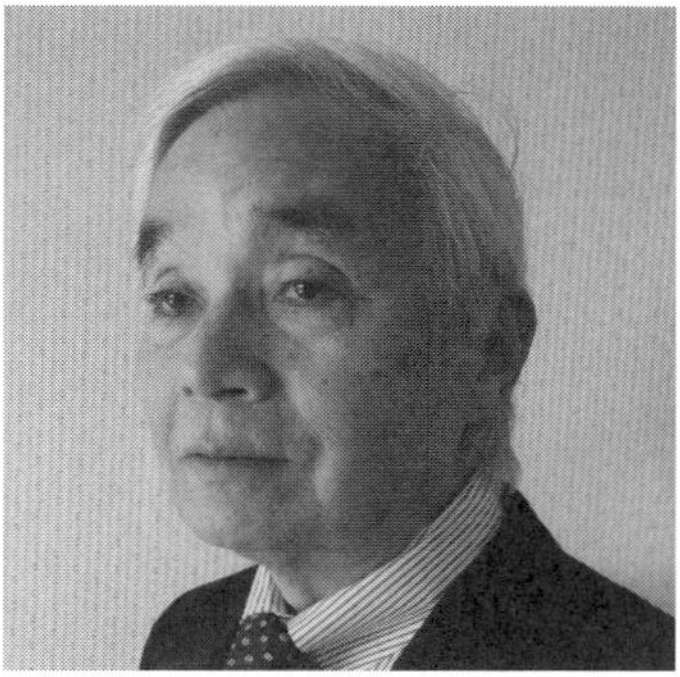

仲 建彦

●

なか たけひこ

1943年京都府生まれ。66年京都大学農学部卒業、71年同大学院博士課程修了、武田薬品工業化学研究所入社。82年米国バージニア大学留学。95年創薬化学研究所所長、2000年コーポレートオフィサー、02年武田分析研究所代表取締役社長。06年京都薬品工業特別顧問。日本薬学会医薬化学部会長などを歴任。カンデサルタンシレキセチルの創製により、2000年日本薬学会創薬科学賞、02年文部科学大臣賞科学技術功労者、09年大河内記念賞を受賞世界で高血圧症と診断される人は、２００８年に10億人を突破、25歳以上の３人に１人が高血圧症であるとされる。高血圧は、生活習慣病の重なりから脳梗塞、心筋梗塞などの重篤な疾患に至るメタボリック・シンドロームの主要な因子でもあり、その対策は、いっそう重要になっている。

１００年あまり前に、現在では昇圧物質として知られるレニンが発見されてから、レニン-アンジオテンシン系（ＲＡ系）という血圧調節システムが注目され、そのメカニズムをブロックするアンジオテンシン変換酵素（ＡＣＥ）阻害薬、アンジオテンシンⅡ受容体拮抗薬（ＡＲＢ）、レニン阻害薬という新しいタイプの降圧薬が登場してきた。

なかでも、ＡＲＢのリード化合物は、武田薬品工業にいた仲建彦によって創製された。その後、武田は製品化では後れを取ったが、開発したカンデサルタンシレキセチル（『ブロプレス』）は世界的なヒット商品になった。

情報伝達機構の研究から創薬を目指す

仲建彦は、日本指折りの酒処、京都・伏見に生まれ、子どものころは天文学者にあこがれていた。先祖は江戸時代から商家を営み、酒蔵に囲まれた土地に育ったことで、微生物への関心が高かった。１９６４年、京都大学農学部農芸化学科に進んだが、講義が始まってみると、微生物のラテン語の学術名を覚えるのは苦痛だった。また、微生物の反応を待つ農芸化学のあいまいさに比べて有機化学が明快であることに惹かれ、大学院では天然物化学の農産製造学に進んだ。そこで、ドラッグデザイン（医薬分子設計）の先駆けである藤田《ふじた》稔夫《としお》と出会ったことが、創薬の道へ踏み込むきっかけとなった。

藤田は64年に、米国のハンシュ（Corwin Hansch）とともに定量的構造活性相関（Quantitative Structure-Activity Relationships：ＱＳＡＲ）の方法を発表していた。これは、化学物質の骨格的構造と薬学的あるいは毒性学的な生理活性との間に成り立つ量的関係を指す。医薬品開発においては、いくつかのパラメーターを用いて構造的に似た化合物の薬効について予測し、創薬につなげることを目指している。

仲は、大学院では天然物化学の複雑な化学構造決定や合成の手法を学びつつ、核酸や糖化学に興味を持ち、糖化学で博士号を得ると、71年に武田薬品工業に入社した。日本の製薬業界でトップを走る武田は、自社創薬を目指し始めていた。当時、核酸や糖は薬とあまり関係ないと思われていたが、それらを扱う研究グループもあり、仲は入社後5年間、そうした研究を続けた。

当時、生理活性物質が細胞膜の下で環状ヌクレオチドであるサイクリックＡＭＰ（ｃＡＭＰ）を介してその作用を発揮することが明らかにされた。神戸大学医学部の西塚泰美は、ｃＡＭＰを中心に、生理活性物質に共通する細胞情報の受容伝達機構の基本に関わる研究を続けており、しばしば仲の所属する研究室を訪れた。仲もその薫陶を受け、「シグナル伝達物質を化学的に変化させれば、薬を創ることができる」と考えるようになった。理屈は明快でも具体的な薬につなげることはできなかった。しかし、研究の取っかかりとしては幸運なスタートだった。

高温、高圧下での反応から薬を探索

その後、1970年代半ばから、仲は、従来にない新しい骨格化合物の合成というテーマに取り組んだ。当時の研究所長は、後に同社の社長、会長を歴任した森田桂《もりたかつら》で、ユニークな発想の持ち主だった。ある日、森田は、「有機化合物は300℃以上では分解して炭化してしまうが、1本の木とみなし、減圧下で数秒間1000℃以上の高温に曝露させれば、枝葉が焼けても、丸太のような形が残るかもしれない。高圧や高熱をかければ、新しい化合物の反応が見つかるのではないか」と研究所員に示唆した。

実際、そうした反応を試してみると、ADAN（2-amino-3,3-dichloroacrylonitrile）と呼ばれるユニークな化学構造式を持つ合成中間体（図4-6）が得られ、仲らはそれから数百個のさまざまな化合物を合成した。片端からその活性を調べようというランダム・スクリーニングの末、77年、そのうちのベンズイミダゾール酢酸化合物中の一つ、ＣＶ－２１９８に利尿作用と血管収縮を抑制する作用が見つかった。評価系は、食塩水にウサギ大動脈切片標本をさらして収縮反応を見るマグヌス法と言われるものだった。生体内にはさまざまな血管収縮物質があり、その１つの作用を抑えれば、血管内腔を広げ降圧薬になるかもしれなかった。

そのころまでに、一連のＲＡ系による血圧調節機構が、徐々に明かされていた。１８９８年に生理学者のロバート・ティゲルシュテット（Robert Tigerstedt）らは、ウサギの腎抽出液中に血圧を著しく上昇させる物質を発見し、レニンと命名したが、この大発見は長い間注目されなかった。１９３４年、ハリー・ゴールドブラット（Harry Goldblatt）が、イヌの腎動脈をクリップで締めつけて血液の流れを悪くすると共に片方の腎臓を除去することで高血圧モデル犬の作製に成功すると、レニンに注目が集まり、その作用が明らかになった。レニンは腎臓から分泌されるタンパク質分解酵素であり、それ自体には血圧を上げる作用はないが、血漿基質に作用すると、血圧上昇作用を持つ生理活性物質アンジオテンシンが生成される。54年には、アンジオテンシンⅠ（ＡⅠ）、アンジオテンシンⅡ（ＡⅡ）の構造も明らかにされた。

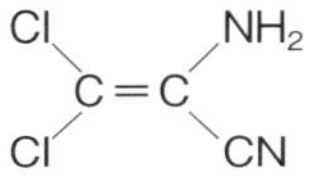

図4-6　ADANの構造式

仲の大学の先輩に当たる稲上正《いながみただし》（米国バンダービルト大学）らは、70年代後半から80年代にかけて、高血圧の引き金となる酵素レニンの精製、結晶化と構造解析に成功し、RA系研究をさらに進めた。稲上は、仲の研究室を何度も訪れ多くの貴重な情報をもたらしてくれた。90年代初めに、AⅡ受容体をクローニングして構造を解明し、その全貌を明らかにしたのも稲上である。

アンジオテンシンの原料となるのは主に肝臓で産生される血漿中の糖タンパク質、アンジオテンシノーゲンで、レニンの作用を受けてAⅠが生成される。これがさらに、肺に多く存在する血中のアンジオテンシン変換酵素（ACE）の作用でAⅡへと変化する。AⅡは8個のアミノ酸が連結したペプチドホルモンで、血管平滑筋に作用して血管を収縮させる作用を持ち、血圧を上昇させることで血圧調節機構に関与している（図4-7）。

このため、AⅡも降圧薬のターゲットの候補の一つとなり得た。武田の研究所で合成されたCV-2198の作用機序を精査した結果、AⅡ拮抗作用が見つかった。これは、世界初の非ペプチド型ARBの発見である。ペプチドは、経口投与すると吸収率も低く、体内で分解されやすいため、経口薬には適さない。しかし、CV-2198は経口投与が可能で、後に世界のARBのリード化合物となる物質だった。

70年代に入り、AⅠからAⅡの変換を媒介するACEの阻害作用を持つポリペプチドが見つかった。これを基に経口投与可能な初のACE阻害薬として、『カプトリル』（カプトプリル）が81年にまず米国で発売された。RA系に働きかける降圧薬の可能性を示唆するものだが、まだ、AR

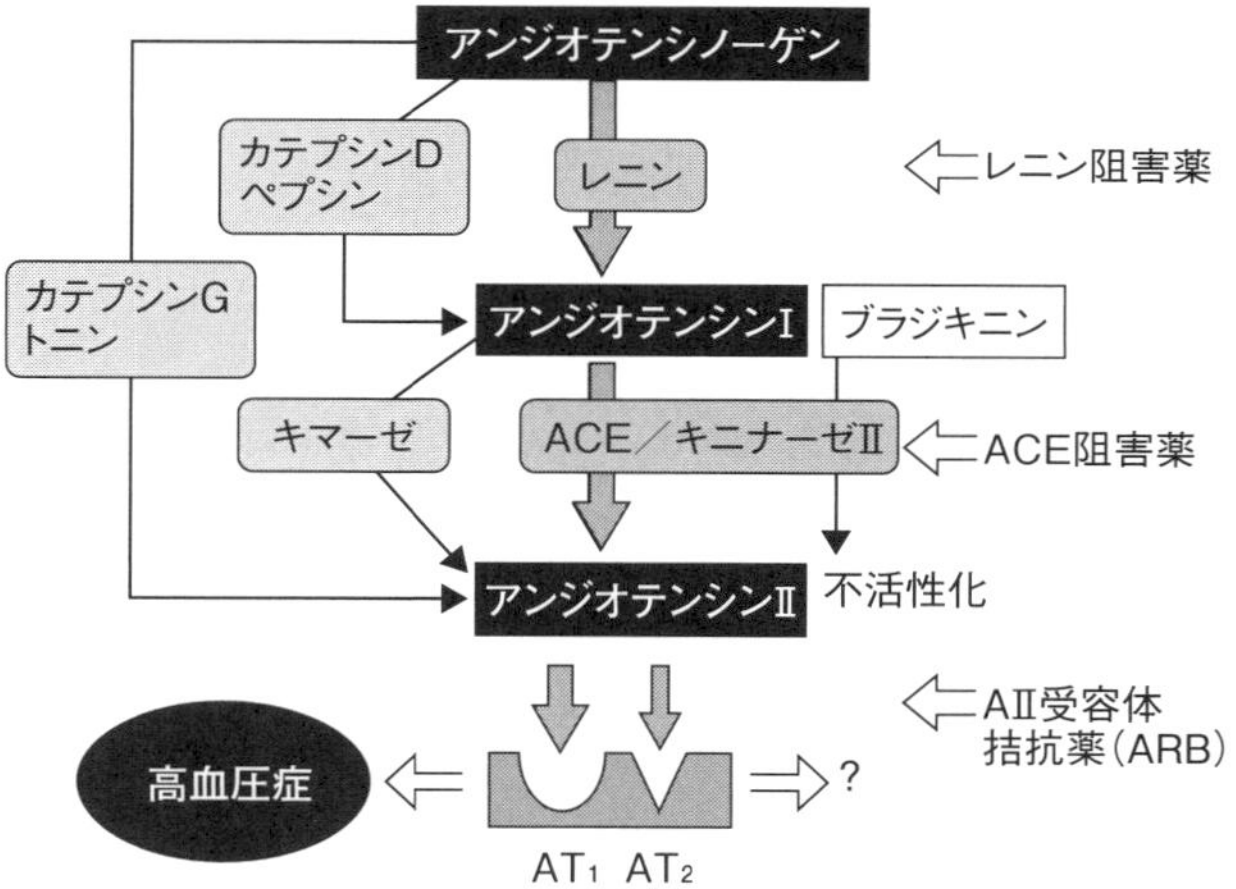

図4-7　レニン－アンジオテンシン系と薬物

1977-82

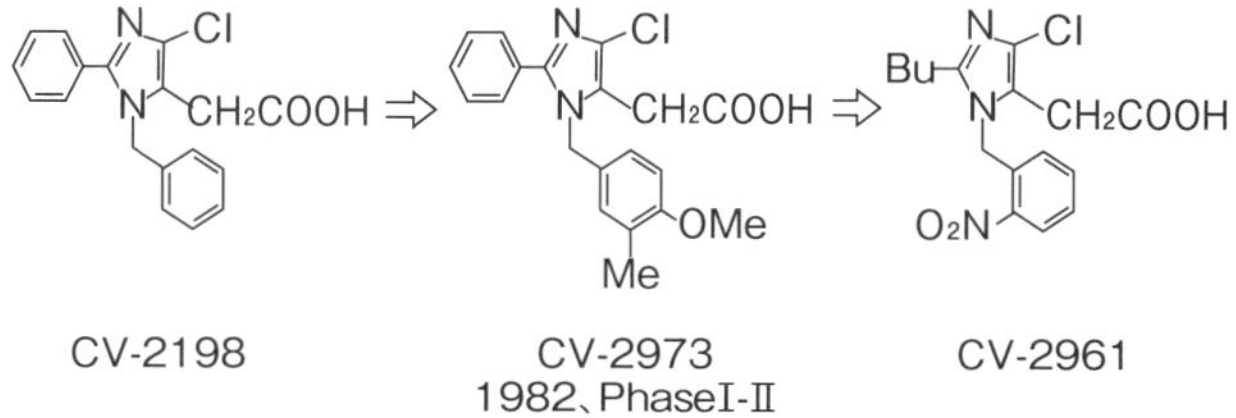

CV-2198　　CV-2973　　CV-2961

1982、PhaseⅠ-Ⅱ

利尿・降圧作用
AⅡ拮抗作用

AⅡ拮抗作用
降圧作用
（SHR;3mg/kg、po）
利尿作用（3mg/kg、po）

AⅡ昇圧抑制作用
（pA_2=5.3）
利尿作用（－）

図4-8　非ペプチド型ＡⅡ受容体拮抗薬の研究開発

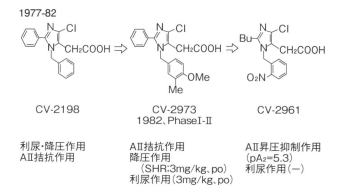

Bの形ははっきりと捉えられてはいなかった。

しかし、仲らは、CV−2198をリード化合物として合成を続け、より強力で特異性の高いARBとしてCV−2973、CV−2961などを見つけていった（図4−8）。CV−2973は、動物実験で、利尿・降圧作用に加え、AⅡ拮抗作用を兼ね備えていた。世界で初めてヒトアンジオテンシンの単離に成功し構造決定をするなど、当時この分野で世界をリードしていた福岡大学の荒川《あらかわ》規矩男《きくお》の後押しもあり、81年、武田薬品ではこれをヒトの臨床試験に進めることになった。

しかし、CV−2973は、ヒトでは十分な血圧低下作用は認められず、開発は中止された。仲もこれを区切りとして、核酸化学の腕を買われ、米国バージニア州立大学へ留学することになった。荒川は研究の継続を主張したが、合成化学者である仲がいなくなれば、続行は不可能だった。研究チームの関心は、ACE阻害薬に特化した。86年に米メルク社が『レニベース』（エナラプリル）という強力なACE阻害薬を発売したが、武田も『アデカット』（デラプリル）を製品化した。

仲は83年に帰国後、国産初のプロトンポンプ阻害薬（胃からの酸の産生を抑制する薬）となったランソプラゾール（92年に『タケプロン』として発売）の合成などに関わった。タケプロンにけりがつき、次なるテーマを模索していた87年のこと、海の向こうから、仰天するニュースが飛び込んで

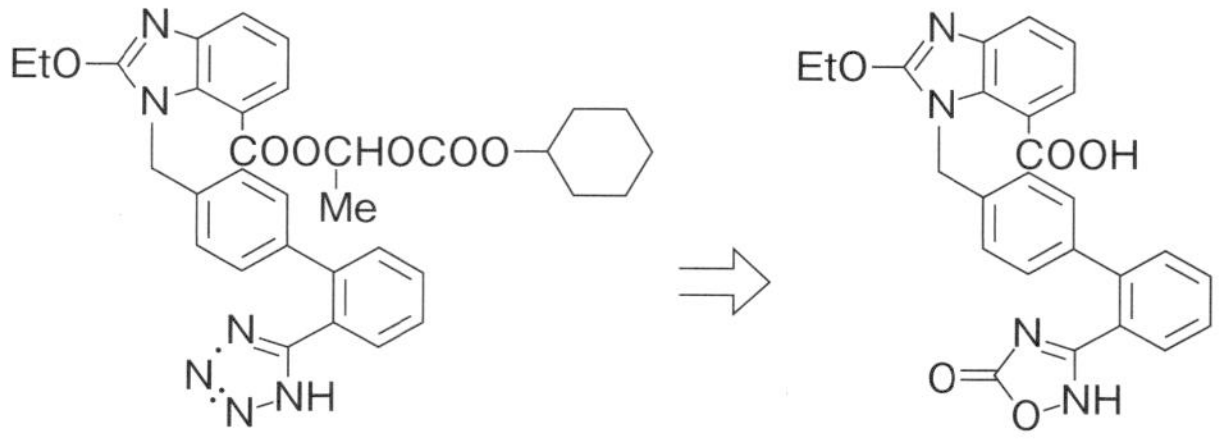

カンデサルタンシレキセチル
TCV-116

アジルサルタン
TAK-536

図4-9　武田薬品の非ペプチド型ＡⅡ受容体拮抗薬

きた。海外の２社が相次いで、新規のＡⅡ受容体拮抗作用を持つ物質を合成し、特許を取得したというのだ。

　武田のＣＶ－２９６１は、82年に世界で特許が公開されていた。それから5年後、ＡＲＢの可能性を有望視したデュポン社は、ＤｕＰ７５３（後のロサルタン）という物質の合成に成功していた。また、パーク・デービス（現・ファイザー）社もＰＤ－１２３１７７を合成した。

　ＣＶ－２９６１をリード化合物として最適化を図るためには、置換基を導入して誘導体を作らなくてはならない。武田の持つ特許を避けようとすると、改変が可能な箇所は１ヵ所しかなく、ロサルタンはそこにベンゼン環を入れたことが奏功した。受容体阻害活性は10ｎＭオーダーで、ＣＶ－２９６１の１０００倍以上になった。一方、ＰＤ－１２３１７７は、イミダゾール環を拡大したものだが、やはり阻害活性を高めることに成功した。

　ロサルタンは、日本では98年に、メルク社から『ニューロタン』として発売され、世界初のＡＲＢ製剤となった。ＰＤ-１２３１７７は降圧作用が得られず、製品化は断念された。後に、アンジオテンシン受容体にはサブタイプがあり、ロサルタンは血管収縮作用など生理学的に重要なAT_1受容体（タイプ１受容体）に選択的で、ＰＤ-１２３１７７はAT_2受容体に選択的であることが判明した。

ＡＲＢの開発競争に参加

デュポン社の発表で、仲は、自分の研究テーマを再度見つめ直すことになった。研究所長からＡＲＢ研究再開を持ちかけられると、迷わず承諾。１９８９年、３人のチームでＡＲＢ研究がスタートした。武田だけでなく、世界中の名立たる製薬企業が、ＡＲＢの開発に着手してきた。

仲は、当初見いだしたＣＶ-２１９８がベンズイミダゾール酢酸誘導体であり、その酢酸部分構造が、ＡⅡ受容体の拮抗に重要だということは分かっていた。そこで、イミダゾール環とカルボン酸置換基の位置関係を保ったままの化合物のデザインを試みた結果、半年後、７位（７番目の炭素）にカルボキシ基（—ＣＯＯＨ）を有する物質、カンデサルタンの合成を成し遂げた。

カンデサルタンは試験管内では、ＡⅡ受容体に対してロサルタンを上回る拮抗活性を示したが、ラットに経口投与してみると、生物学的利用率（投与された薬物のうち全身循環血中に到達した量の割合）が５％ときわめて低いことが問題となった。薬にするには致命的な欠陥で、薬物動態担当者からは、これを10％程度にまで上げなければ、開発は無理とダメ出しされた。

しかし、仲はほどなく、プロドラッグ化するという解決策を探り当てた。プロドラッグ化とは、前駆体（プロドラッグ）の形で投与し、腸管から吸収され代謝を経た後に、本来の活性型に変化するようにデザインする手法で、抗生物質などではおなじみである。武田では、注射薬の塩酸セフォチアム製剤をプロドラッグ化して、『パンスポリンＴ』錠を開発した経験があり、そのための試薬などもそろっていた。

カルボン酸のような酸性の官能基が２つある化合物は、小腸粘膜から吸収されにくい性質があるため、１つだけにするような工夫をすればよいと考えた。はたして、数ヵ月後には、プロドラッグ化に成功し、生物学的利用率が５〜７倍と向上した２つの物質が開発候補となった。

そのうち物性の上回るＴＣＶ‐００７（ピバリン酸エステル誘導体）の開発を進めたが、折しも、抗生物質のプロドラッグとして広く用いられていたピバリン酸エステルに筋肉痛の副作用が生じたことから、もう１つのＴＣＶ‐１１６（シクロヘキシルオキシカルボニルオキシエチルエステル誘導体）へ切り替えることを即断した。長期に使用される降圧薬では、安全性を最優先しなくてはならなかった。

このプロドラッグ体のＴＣＶ‐１１６が、カンデサルタンシレキセチルで、動物実験でロサルタンよりはるかに強力かつ持続的な薬効が得られた。91年に治験が開始され、良好な降圧効果を収めた。ＲＡ系の下流を抑えているために安全性が高く、ＡＣＥ阻害薬に見られる空咳の副作用もなかった。

まず、97年に欧州で発売され、日本発売はその2年後の99年である。世界中でしのぎを削ったＡＲＢの開発競争の末、世に出たのは4番目であった。日本での商品名となった『ブロプレス』（Blopress）は、ＡⅡをブロック（block）することによって血圧（blood pressure）を下降させる薬剤という意味が込められている。２００５年には、ＡＲＢとしては初の慢性心不全に対する効能が追加された。発売5年後に、世界の売上高が１０００億円を超えるブロックバスターとなり、発売以来の総売上高は4兆円を超えた。現在、日米欧、アジアなど、世界80ヵ国近くで販売されている。世界中で各社から8種類のＡＲＢが発売されており、コレステロール低下薬のスタチンとも並び称されている。ブロプレスは日本のＡＲＢではトップを走り、武田薬品で史上最大のヒット商品に育った。

アジルサルタンも創製

仲は、世界のＡＲＢのリード化合物発見から、ライフワークとなったブロプレスの完成を喜びながらも、創薬化学者として、それがプロドラッグであることには、なお満足していなかった。そこで、２つの酸性基に由来する経口吸収の問題を克服するため、酸性基であるテトラゾール環をより酸性度が低い複素環化合物ＴＡＫ－５３６へ変換することを試みた。これで脂溶性が上がり、強力な受容体結合作用を保ったまま、吸収性・組織移行性が大幅に改善された。

まさに、科学者としての執念で、AT_1受容体の強力な阻害薬として、アジルサルタンの創製に漕ぎ着けたのである。２０１２年に『アジルバ』という商品名で発売されており、一日１回の経口投与で、24時間の効果持続が期待でき、就寝時の降圧も可能とされる。

「やりたいことはやり尽くした。最高のＡＲＢだと思う」と仲が語るとおり、アジルバ（Azilva）の名は〝Azilsartan is the most valuable ARB〟が、その命名の由来となった。

仲は、創薬化学研究所所長、武田分析研究所社長などを歴任し、日本薬学会創薬科学賞（00年）、文部科学大臣賞科学技術功労者（02年）、大河内記念賞（09年）などを受賞した。武田を退いた後も、後進に創薬の心を伝え続けている。

仲建彦氏に聞く

効率ばかりで締め付けても駄目。研究には遊び心が必要

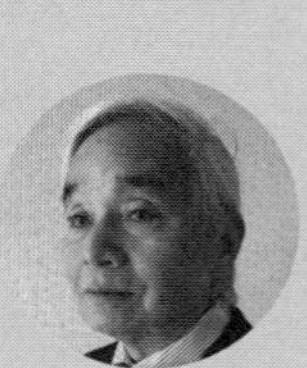

——ARBのリード化合物を発見しながら、薬で一番乗りできなかった。

薬の研究開発は、最初から最後までトップを走り続けることは難しいという歴史を繰り返してきている。もし、武田が中断せずARBの開発を続けていたとしても、今のARBの歴史を再現できたかどうか分からない。デュポンの優れた改良がARBを切り開き、最終的に我々が巻き返しを図り、最高のARBに到達できた。

——アジルサルタンの意義は。

アジルサルタンは、ＡＲＢの完成型だと思っており、これ以上、やり残したことはない。レニン阻害薬は、ＲＡ系の起点となるレニンを抑える可能性があるが、経口吸収性や特異性に問題があり、我々は不要だと判断した。２００７年に初めてのレニン阻害薬（アリスキレン）が製品化されたが、今後は、ＡＲＢやＡＣＥ阻害薬との差別化の展開に注目している。

――ＡＲＢを巡っては、ノバルティスファーマの『ディオバン』（一般名バルサルタン）が、血圧降下以外の効能を調べた医師主導臨床試験において、ディオバンに有利となるデータ改竄《かいざん》が行われ、薬事法違反が問われた。ブロプレスでも、同様の不正問題が発覚したことをどう見るか。

降圧薬の市場は飽和しており、何とか差別化したいと、Ｒ＆Ｄ（Research and development）のうち、国内市場を制するための development が行きすぎた結果だ。報道でもＲ＆Ｄが混同されている。矛先をＡＲＢに向けるのは誤りで、ＡＲＢの価値や研究の歴史をおとしめるものではない。私には薬創りへの自負があり、高血圧治療のため、新しいカテゴリーの降圧薬として自信を持って世の中に送り出してきた薬である。

――企業と大学の研究に差はあるか。

企業の研究はスケールが大きく、人もすぐ集められ、自由に思いどおりの研究ができたため、大学には魅力を感じなかった。人脈も大きく広がり、創薬化学でライフワークを作り出すことができ、企業での研究生活に非常に満足している。

――近年、大型の新薬が生まれない理由をどう見るか。

今の研究所では、100％管理されていることが問題ではないか。我々の時代は、実験のうち7割報告すればよく、3割は自由に任されていた。米国の3M社には〝ブートレッキング（密造酒づくり）〟という文化があり、上司の命令に背いても、自分の信じる研究に会社の設備を使ってよいとされる。効率で締め付けるだけで、遊び心がないと良い研究は生まれない。創薬の本質は、実験化学であり、先端的創薬の特徴であるITに頼り過ぎ、手を動かすことを厭《いと》うようではいけない。成功要因には運もあるが、運だけではなく、高い専門性と探究心が重要である。

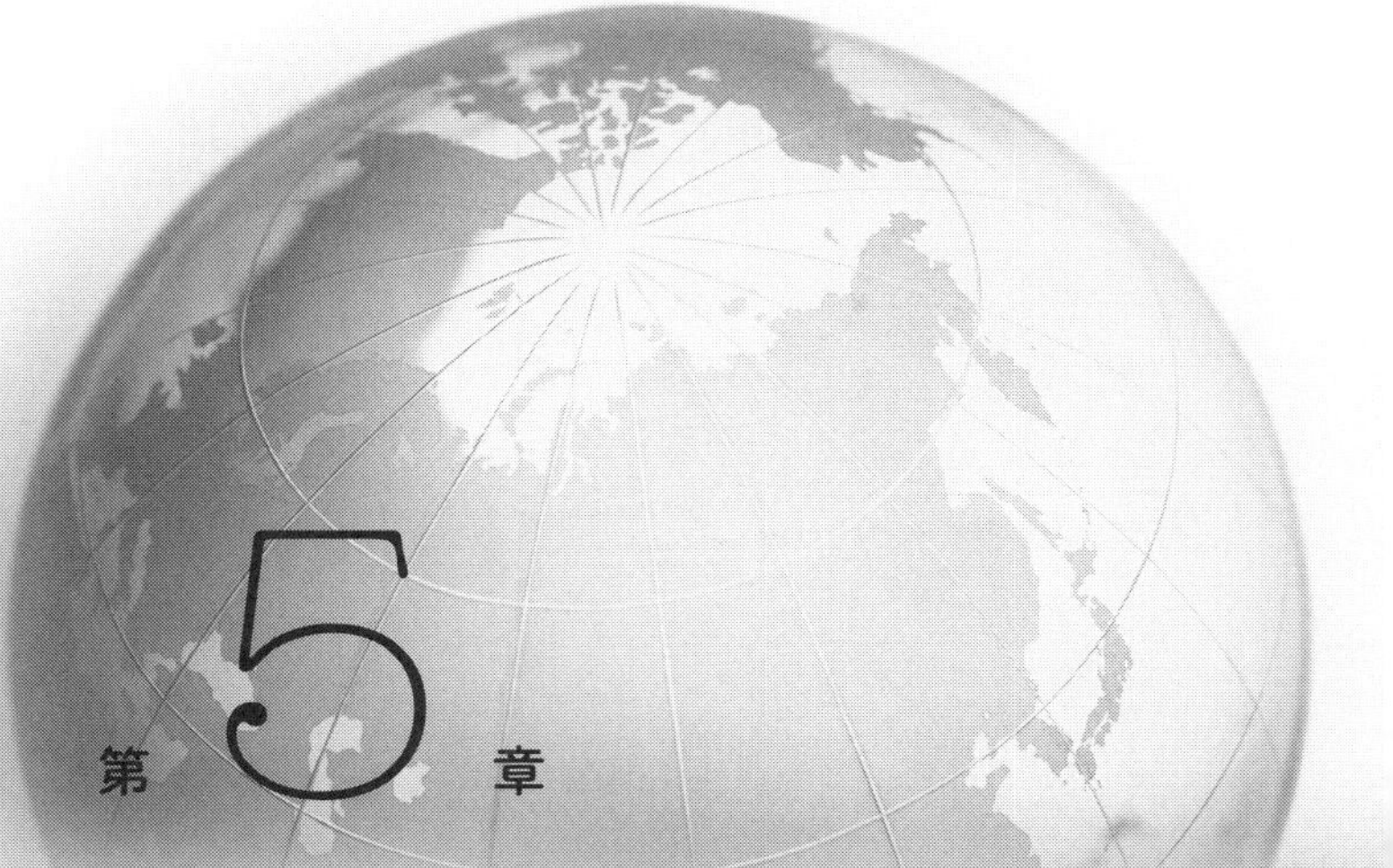

第5章

ペプチド・ハンティングから薬へ

ボセンタン／スボレキサント

（肺高血圧症治療薬）（睡眠薬）

ペプチド探索で創薬につながる新規物質を発見

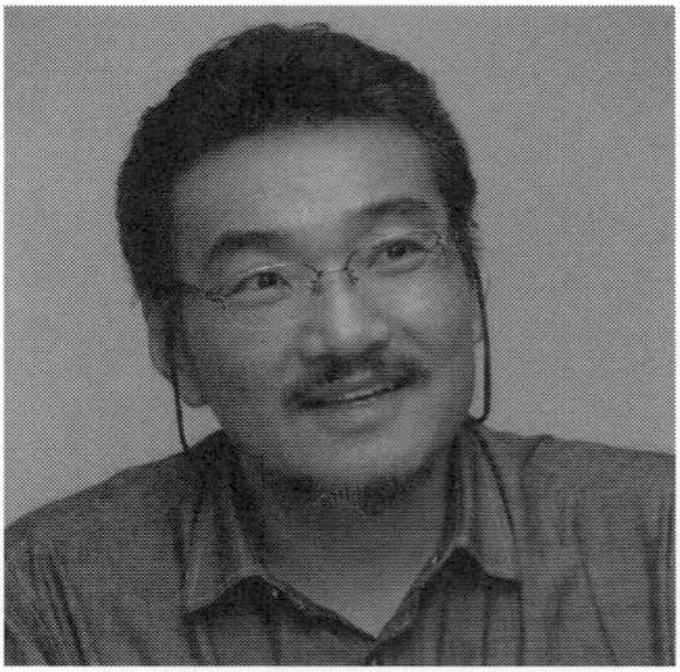

柳沢 正史

●

やなぎさわ まさし

世界トップレベル研究拠点プログラム（WPI）筑波大学国際統合睡眠医科学研究機構長。1960 年東京都生まれ。85 年筑波大学医学専門学群卒業。88 年筑波大学大学院博士課程修了。91 年京都大学医学部講師。同年ハワード・ヒューズ医学研究所准研究員。96 年テキサス大学サウスウェスタン医学センター教授。同年ハワード・ヒューズ医学研究所研究員。2001 ～ 07 年 ERATO「柳沢オーファン受容体プロジェクト」総括責任者。10 年 FIRST プログラム中心研究者。12 年より現職

１９８８年、無名の大学院生だった柳沢正史（現・筑波大学国際統合睡眠医科学研究機構長）は、内皮由来の生理活性ペプチド「エンドセリン（ＥＴ）」を発見、後にその受容体も同定した。強力で持続的な血管収縮作用を持つこの物質は、世界の創薬研究者の熱い注目を集め、ＥＴ受容体拮抗薬として競って作られた化合物の中から、２００１年、肺動脈圧が上昇する肺高血圧症の治療薬、ボセンタン水和物（『トラクリア』）が開発された。

米国に研究の場を移した柳沢は、次なるペプチドとして、脳内で睡眠・覚醒のスイッチを制御する「オレキシン」とその受容体を同定。オレキシン受容体拮抗薬は睡眠薬として開発され、14年にスボレキサント（『ベルソムラ』）が発売された。自らは、アカデミア創薬として、オレキシン受容体作動薬を過眠症の薬とする研究に力を注いでいる。

１９６０年東京に生まれた柳沢は、子どものころから物事の不思議に関心が高く、漠然と研究者を志していた。父は、エレクトロニクスのエンジニアから転身して医学部に学士入学した開業医で、電気生理学の研究で博士号も取得していた。70年代後半は、分子生物学の勃興期である。父が熱く説く生物学のおもしろさに関心を抱くようになり、人間の生物学を学ぶならば医学がいいだろうと、79年に筑波大学医学専門学群に入学した。

筑波大は73年に開学したばかりで、まだ新味があった。実践を重んじており、4年生から臨床現場を回るようになると、臨床への関心もわいたが、〝臨床医と会話ができる言葉〟を獲得すれば、共同して臨床研究もできるだろうと、6年生の夏に基礎医学の道へ進むことを最終的に決断。85年、江橋節郎の門下である眞崎知生《まさきともお》の薬理学の研究室に入った。江橋は、筋収縮制御においては、細胞内でカルシウムイオンが情報伝達のメッセンジャーとしての役割を果たしていることを解明しており、筋肉研究の世界的権威である。弟子の眞崎も筋肉の生化学を研究していた。

医師国家試験の直後から、眞崎の指示で、岡崎国立共同研究機構（現・自然科学研究機構）に1年近く国内留学をし、分子生物学の技術を習得した。たとえば、cDNAクローニングは、細胞で発現しているmRNA（遺伝子の塩基配列情報を核から細胞質に運ぶメッセンジャーRNA）を精製し、これを鋳型に相補的なcDNAを合成し、RNA鎖部分を除去した後にDNA鎖を合成させて2本鎖のcDNAとし、これを宿主細胞内で増殖させる。これにより、遺伝子などのタンパク質がクローニングできるようになる。

ここで培《つちか》った分子生物学の方法論こそが、その後の柳沢の運命を切り開く大きな武器となった。まず、眞崎のライフワークである、平滑筋収縮に関わるタンパク質ミオシンに向き合った。そして87年早々に、眞崎からの課題であるミオシンのクローニングに成功してアミノ酸配列を決定し、最初の論文を書き上げた。

内皮細胞の血管収縮因子の正体に挑む

そのまま生物物理学ないしは細胞生物学のアプローチによって血管平滑筋の研究を深めていくこともできたが、当時はミオシンと言えば基礎研究が主体で、自分が目指す病気との結び付きは希薄であるように見えた。血管生物学の分野では、血管内皮が熱い注目を集めていた。血管の最も内側の膜（エンドセリウム）は、内皮細胞1層のみからなるが、そこから放出される血管拡張物質が相次いで見つかっていた。英国のジョン・ベイン（Sir John Robert Vane）が、血小板凝集、平滑筋細胞増殖、血管狭窄を抑制する生理活性物質プロスタグランジンの一種であるプロスタサイクリンを発見した（１９８２年ノーベル生理学・医学賞受賞）。80年には米国のロバート・ファーチゴット（Robert F. Furchgott）が内皮由来弛緩因子（ＥＤＲＦ）を発見したが、87年になるまで、その正体が一酸化窒素であることは分からなかった。ファーチゴットは循環器系における情報伝達物質としての一酸化窒素の発見により、ルイ・イグナロ（Louis J. Ignarro）、フェリド・ムラド（Ferid Murad）と共に98年ノーベル生理学・医学賞を受賞している。

次なる研究テーマを模索していた柳沢は、内皮細胞の培養上清に血管収縮因子が作られているらしいとする2編の論文（85年Hickeyら、86年Gillespieら）に目を留めた。「そういう因子があるならば、正体を突き止めたい」と眞崎に訴えて、半年間という条件つきながら、背中を押してもらった。柳沢は駆け出しの研究者だったが、筑波大は研究室どうしの垣根が低く、さまざまな分野の役者がそろっていた。眞崎研の助教授だった後藤勝年《ごとうかつとし》は、血管や自律神経などの薬理学の専門家だ。隣の生化学の研究室では、新規ペプチドホルモンの探索で名を馳せた松尾《まつお》壽之《ひさゆき》の弟子である木村《きむら》定雄《さだお》が講師をしていた。また、東京大学医学部第三内科から国内留学していた循環器内科医の栗原《くりはら》裕基《ひろき》もいた。自身は、細胞培養に加えて、岡崎で学んだ遺伝子クローニングの技術に覚えがあった。

87年春から実験を開始し、まず、柳沢と栗原が後藤研究室で既存の論文の再現を試みた。ラットの動脈血管に内皮細胞の培養液をごく少量入れると、収縮が起きることを確認できた。それは後藤がかつて経験したことのないような活性の現れ方だった。生体内で最強の血管収縮物質とされるアンジオテンシンⅡによる血管収縮反応は急速に起こってすぐに消えるのに対し、こちらは収縮も反応が消えるのも緩やかで、効果が長続きした。

21残基からなるペプチドをつかむ

この血管収縮物質を同定するには、血管内皮細胞の培養上清から単離・精製して、アミノ酸配列を決定しなければならない。それには内皮細胞の大量培養が必須だった。微量のペプチドを抽出しやすくするため、通常用いるウシ胎児血清を添加せずに増殖させた大量の培養液を高速液体クロマトグラフィーで分離し、各画分の活性を調べる。その繰り返しの日々が続いた。

ペプチドの活性の評価試験には、血管組織が必要だったが、地の利が幸いした。筑波大のある茨城県は養豚業が盛んで、大学の近くには食肉用解体場もあり、木村が、そこでもらい受けたブタの脊髄から神経ペプチドを単離・精製する研究をしていた。それを手伝っていた柳沢は、やはり食用にならないブタの心臓をもらいに日参し、評価試験に用いる冠動脈血管を取り出し続けた。生化学とは泥臭い力仕事だと思い知らされた。

７月には、40Ｌもの培養上清から活性物質が単離・精製できた。当時、構造決定するための高性能の自動アミノ酸シークエンサーはかつての留学先である岡崎の生理学研究所にしかなかったが、それを借りて分析を進めた。それも質量分析（物質を微細なイオンにしてその質量数と数を測定する）により構造決定する方法はまだなく、昔ながらのエドマン分解によるものだった。これは、タンパク質のＮ末端（アミノ基側）から、化学反応を用いてアミノ酸残基を１つずつ決定することを繰り返していく方法だ。感度は今ひとつで、20残基ほどの構造であることは分かったが、４残基は信号が読み取れなかった。木村は、その原因は、ＳＨ基同士がＳ―Ｓ結合（ジスルフィド結合）したシスチンが存在するためではないかと見抜いた。柳沢と木村は、再度分析機にかけるための試料の精製に立ち戻って分析を繰り返し、とうとう20残基からなるアミノ酸配列が得られた。

同時に、柳沢がcDNAのクローニングを試みると、アミノ酸配列の解読結果と一致しており、既存のペプチドにはない新しい配列だったことで、さらに期待は高まった。ところが、ペプチドの専門家に頼んで合成してもらった物質は、まったく活性を示さなかった。これには一同青ざめたが、エドマン分解でペプチドを切る過程で繰り返し酸処理をする際、酸に弱いトリプトファンが消失してしまったらしいと判明した。

C末端（カルボキシ基側）にトリプトファンを付加した21残基で新たに合成を依頼した。3ヵ月近い難産の末、合成に成功したペプチドは、天然由来のものとピタリと活性が一致した。柳沢は、エンドセリウム（内皮）にちなみ、それをエンドセリン（ET）と命名した。

4月に開始し、もう12月に入っていたが、一心不乱に論文執筆に取り組み、年内に「Nature」誌への投稿を終えた。新規の活性物質を発見した後、単離・精製・構造決定のみならず、遺伝子まで解析して、薬理作用やさまざまな刺激による産生の調節、特有の変換酵素を含む生合成経路まで示唆した内容だ。10ヵ月足らずでやり遂げた研究成果は、翌88年3月31日号に掲載された。この号を4月1日に見た前述のベインが、エイプリルフールのジョークではないかと思ったほどの鮮やかさだった。

２つの受容体を突き止める

新規の血管収縮物質の登場によって、世界の製薬企業による創薬レースの火蓋が切られた。この物質の働きをブロックすれば医薬品になるだろうと、各社がこぞって阻害物質の作製に着手した。柳沢は、期待を込めてそれを眺めつつ、ＥＴの基礎研究の残る課題に打ち込んでいた。

１９８９年４月、後輩の櫻井武《さくらいたけし》（現・筑波大学教授）が薬理学教室に入り、柳沢とともに、ＥＴ受容体の同定に挑み始めた。遺伝子を細胞に導入して発現させ、細胞応答を指標にして遺伝子を選別する方法（エクスプレッション・クローニング法）が有望だった。さらにひと工夫して、受容体とリガンド（特定の受容体と特異的に結合する物質）となるＥＴとの結合性を直接評価する評価系（バインディングアッセイ）を組み合わせるスマートな方法によって、90年に受容体を同定することができた。

実は、ほぼ同時期に京都大学のグループが、まったく異なる方法でＥＴ受容体を同定していた。幸いなことに、ＥＴには２つの受容体があり、両者は異なるもので、京大が発見したものはＡ受容体（ET_A）、柳沢らの発見したものはＢ受容体（ET_B）と命名された。２つの論文は、「Nature」誌の90年12月20日号に並んで掲載された。

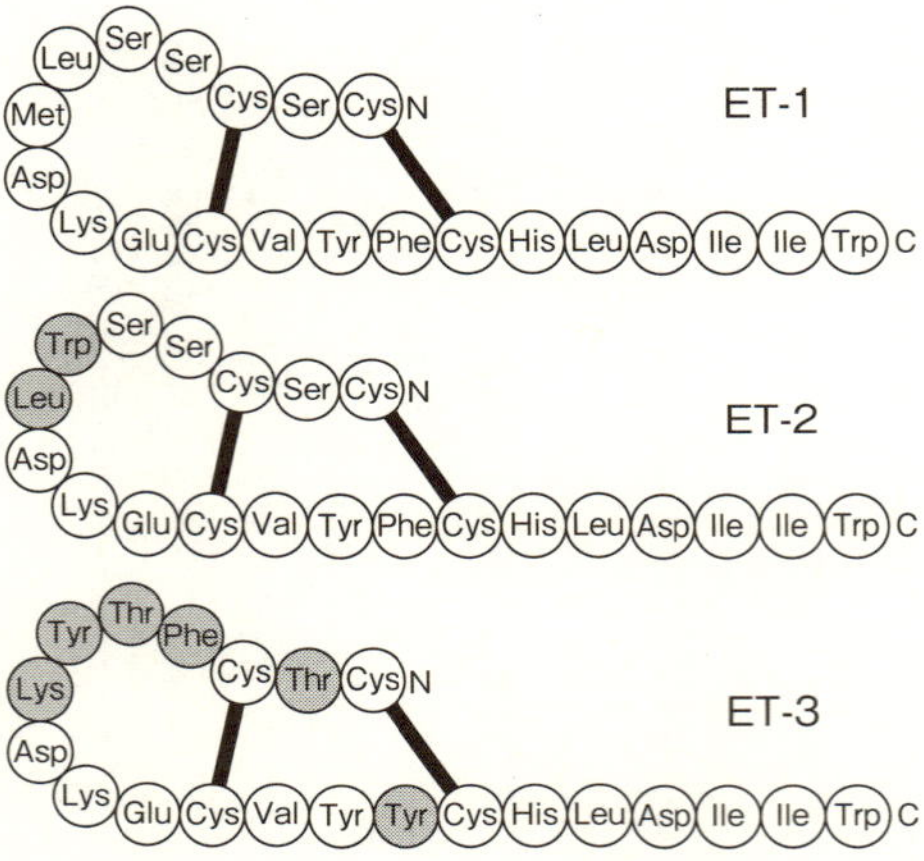

図5-1　エンドセリンファミリーの構造
ET-2、ET-3に示した◯は、ET-1との相違部分を示す

それに先立ち、ヒトDNAの分析から、エンドセリンは3種類のファミリー（ET－1、2、3）からなることも突き止めていた（図5－1）。2つの受容体のうち、ET_AはET－1、ET－2との結合親和性が非常に高く、ET－3との親和性は低い。ET_Bは3つとも同等に認識し結合する。生体内での分布も異なり、このうち内皮細胞に存在するのが、ET－1だった。

「Nature」誌の「News and Views（ニュース概説）」の執筆を依頼されたベインは、ET発見における柳沢の功績に言及した。それを目にしたのが、コレステロール代謝の研究で85年にノーベル生理学・医学賞を受賞した、テキサス大学のジョセフ・ゴールドスタイン（Joseph L. Goldstein）とマイケル・ブラウン（Michael S. Brown）である。柳沢は彼らの主宰する研究会に招かれ、その場で強力なスカウトを受けた。彼らは、ハワード・ヒューズ医学研究所のポストを用意していた。同研究所は、米国の富豪の資産をもとにした生物医学研究の助成機関で、研究施設は持たず、厳選された研究者個人を雇用し、大学に在籍したまま使える自由度が高い助成金を支給する。これを断る理由はなかった。ハワード・ヒューズ研究員は、日本人では利根川進に次いで２人目だ。

眞崎は91年に京都大学に移籍したが、柳沢はそれに連れだって1年あまり研究室の立ち上げを手伝った後、同年12月に渡米した。木村も千葉大学に移った。

高血圧や心不全の治療薬を目指す

世界で最初のＥＴ受容体拮抗物質を創製したのは、万有製薬（現・ＭＳＤ）だった。*Streptomyces misakiensis*という放線菌が産生する5個のアミノ酸からなる環状ペプチドをリード化合物として、91年に「ＢＱ-１２３」を合成した。藤沢薬品工業（現・アステラス製薬）や武田薬品工業などもこれに続いた。

しかし、初期の化合物はいずれもペプチドで、血漿中半減期が短いために作用時間が持続せず、経口投与もできなかった。１９９３年になり、スイスに本拠を置くロシュ社のマーチン・クロゼール（Martine Clozel）らが、ET_AとET_Bの両方を阻害する非ペプチド性化合物「Ro 46-2005」を合成したと、「Nature」誌に発表した。ラットを人工的に急性腎不全状態にすると腎血流が急速に減少するが、あらかじめ「Ro 46-2005」を投与しておくと急性腎不全の発症が抑制されたとする内容だった。

経口投与可能な物質も含めて、ＥＴ受容体拮抗薬は20種類以上にもなり、90年代後半までには世界の著名な製薬企業のほとんどが開発を手がけていた。しかし、製品化への道のりは険しかった。血管収縮作用を持つ物質ということで、当初有望視されていたのは降圧薬だ。本態性高血圧（原因がはっきりしない高血圧）に対する降圧効果が98年に報告され、その後の試験でも有意な降圧効果が示されたが、体液貯留（体内に水分をため込む症状）という副作用のために既存薬に対して優位性を示せなかった。さらに、ＥＴ受容体拮抗物質は、胎児発生に関わる重要な物質であることが突き止められたのが、決定的なマイナス要因になった。妊婦に投与すれば奇形を生じる恐れがあり、降圧というベネフィットに対しリスクが高すぎるとして、早々に開発が断念された。

生命を脅かす危険が高い病気が対象であればベネフィットが高いだろうと、心不全の治療薬にすることも模索された。しかし、臨床試験まで進んだものの、むしろ心不全が悪化するという結果で、これも脱落した。後に原因究明を試みる中で、ＥＴ受容体拮抗薬は末梢血管を広げる効果を持つが、同時に浮腫も起こして体液貯留が起こってしまうということが判明した。

それまで日本が最も熱心にＥＴ受容体拮抗薬の開発をしていたが、本態性高血圧でも心不全でも治療薬にはなり得ないということで、急速に国内での関心が失われていった。

柳沢は、生体内でのＥＴの働きの解明をみずからのミッションと考え、テキサスに移っても研究を続けていた。新たに獲得したのは、当時始まったばかりの特定の遺伝子を無効にする（ノックアウト）手法だ。柳沢は、ＥＴ遺伝子を無効化したノックアウトマウスでは腸管内の神経成育が妨げられることを突き止め、まれな遺伝病であるヒルシュスプルング病という消化器の病気にET_Bの突然変異が関与していることを明らかにした。また、ＥＴの生合成に必須である特異的な変換酵素の正体と機能も次々に解明していった。渡米から最初の３年間は、論文を出せなかったが、94年に「Cell」誌に４報が載ったことで、関係者、そして誰よりも柳沢自身が安堵した。

難病の薬として結実

肺動脈性肺高血圧症とは、心臓から肺に血液を送る肺動脈末梢の小動脈内腔が狭くなって血液が通りにくくなり、肺動脈の血圧上昇をもたらす難病だ。日本の患者数は約２６００人（２０１３年度）と推計されるまれな病気で、女性に多い。決定的な治療薬がなく、息切れや倦怠感を生じ、進行すると心不全に至るなど、予後が悪い。

1993年、肺高血圧症とETとの関係を示した最初の論文が「New England Journal of Medicine」誌に掲載されたが、そこには柳沢がセカンドオーサーとして関わっている。カナダの研究報告で、肺高血圧患者の肺の組織ではETが大量に産生されていることを示したものだ。

筑波大の後藤らは、ET受容体拮抗薬が二次性（他の病気の結果として生じる）肺高血圧症にも効果があることを検証した。心臓病の小児患者ではうっ血に起因する肺高血圧を起こし、ETの血中濃度も上昇する。元の心臓病を治療すると肺高血圧症も回復し、ETの濃度も低下する。こうした病態のモデル動物に、ET受容体拮抗薬を投与すると、肺高血圧症も改善した。

臨床での効果を示唆するデータがそろいつつあったものの、肺高血圧症の治療薬では市場が小さすぎて採算が悪いと見越し、日本はおろか世界にも開発に乗り出す製薬企業はなかった。

そこで立ち上がったのは、ロシュ社で「Ro 46-2005」を合成したクロゼールである。やはり薬理学者である夫のジャン＝ポール・クロゼール（Jean-Paul Clozel）とともにロシュ社を退職し、わずか5人の新たなベンチャー企業、アクテリオンファーマシューティカルズ社を立ち上げると、最初の狙いを肺高血圧症に定めた。

ロシュ社では、「Ro 46-2005」の合成直後、これに改良を加え、ET_AとET_Bの双方を阻害する、SO_2NH_2（スルホンアミド）剤であるボセンタンを合成していた。しかし、心血管系の適応が相次いで脱落するのを見ていたことから自社での開発を見限り、クロゼールに安価でライセンスしてくれた。

こうして、アクテリオン社がボセンタンの治験を進め、ＥＴ受容体拮抗薬、ボセンタンを世界で初めて製品化したことで、日本の基礎研究は実を結んだ。『トラクリア（Tracleer）』という商品名で、まず米国で２００１年に承認された（図５－２）。１９８８年の発見から、わずか13年という快挙だった。次いで、２００２年に欧州で、05年には日本でも承認され、肺高血圧症の第一選択薬として、世界60ヵ国以上で用いられている。

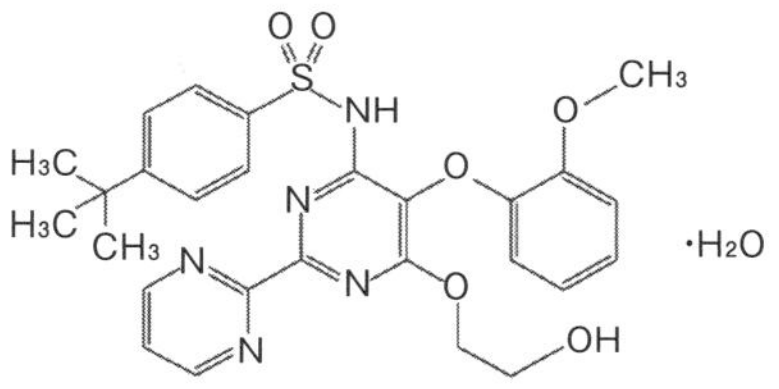

図5-2　**ボセンタン水和物（『トラクリア』）**

当初の適応は、一次性の肺高血圧症だけだったが、現在では、心不全に伴う二次性肺高血圧症をはじめとして、適応が広がっている。ボセンタンは一日２回投与が必要だが、さらに改良を加えたマシテンタンは一日１回投与で、米国では13年に承認、日本でも『オプスミット』として15年３月に承認された。アクテリオン社はベンチャーから世界的な製薬企業へと育った。

ＥＴ受容体拮抗薬は、受容体が増加するなどしてＥＴへの応答が高まっている組織でのみ効果を示すようだ。実はＢＱ－１２３も、ラットではそうした効果を示すデータが出ていた。このため、重症の高血圧症に限って、ＥＴ受容体拮抗薬の開発を目指している製薬企業は今もある。また、ET受容体拮抗薬が、糖尿病性腎症のタンパク尿を抑えると分かっており、臨床試験が進行中である。

オーファン受容体の探索を開始

エンドセリン受容体拮抗薬の開発が進むと、製薬企業と臨床医にバトンを委ねた形になった。柳沢は次なるテーマを模索していた。

1980年代後半に始まった「ヒトゲノム計画」は、全ゲノム解読終了（2003年）まではまだ年月を要したが、徐々に全貌を現しつつあった。柳沢が注目したのが、Gタンパク質共役型受容体（GPCR）と呼ばれる膜タンパク質で、Gタンパク質は正式にはグアニンヌクレオチド結合タンパク質という。1986年に初めて同定されたGPCRは、細胞膜を7回繰り返して貫通するという特徴的な共通構造を持つことから、「7回膜貫通型受容体」とも言われる。エンドセリン受容体もGPCRである。細胞外のシグナル物質の存在を検知すると、そのシグナルを細胞内のGタンパク質に伝達する役割を担っている。GPCRの構造と機能を解明したロバート・レフコウィッツ（Robert J. Lefkowitz）とブライアン・コビルカ（Brian K. Kobilka）は、2012年にノーベル化学賞を受賞した。

従来は、受容体と特異的に結合して作用する物質（リガンド）が先に見つかり、そこから対応するＧＰＣＲが同定されていた。ところが、ヒトのゲノムにはリガンドが不明なＧＰＣＲ、いわゆるオーファン（孤児）受容体が、当時でも１５０個ほど存在していることが明らかになっていた。そのリガンドとなる内因性の生理活性ペプチドが見つかれば、創薬の候補物質にもなり得るだろう。柳沢は、オーファン受容体の探索プロジェクトを立ち上げた。眞崎研究室の後輩で、エンドセリン受容体の単離に成功した櫻井武が１９９５年から博士研究員として留学してきており、その探索の中心を担った。

エンドセリンを発見した際は生物学的な応答を見る古典的な薬理学の実験系（アッセイ）を用いたが、今回は分子生物学的なアッセイを組み立てた。さまざまなオーファンＧＰＣＲを安定的に発現させた細胞を作製し、そこに生体材料から抽出したペプチド画分を作用させる。リガンドの作用により細胞内にシグナルを伝える物質（セカンドメッセンジャー）の変動を指標として、ペプチド性の内因性リガンドを探索することができる。

当初から製薬企業との共同研究だった。スミスクライン・ビーチャム（ＳＫＢ、現グラクソ・スミスクライン〈ＧＳＫ〉）社は、部分的ｍＲＮＡ塩基配列（expressed sequence tags：ＥＳＴ）データベースからＧＰＣＲをクローニングしており、柳沢らはその提供を受けていた。

食欲や体重を調節する因子

ビギナーズ・ラックだろうか、柳沢らは早々に、ヒトの脳のESTの中にあるHFGAN72という受容体について、リガンドとなる生理活性ペプチドを2つ（図5-3）、同定することができた。アミノ酸が30個ほどの非常に短いペプチドで、機能は分からなかったが、受容体もそのリガンドとなるペプチドもほとんどが脳内のみに存在し、中でもリガンドは脳の最も深い視床下部で特異的に産生されていた。その局在から、食欲や体重調節に関わる因子だろうと推測された。実際このペプチドを脳室内投与すると、一時的に摂食量が増え、さらにマウスを絶食させるとこのペプチドの産生が増えたことから、食欲増進（orexigenic）にちなみ、オレキシン（orexin）と命名した。構造決定は、質量分析が得意なSKB社の研究者に委ねられ、1998年2月、櫻井を筆頭著者とする論文を「Cell」誌に発表した。

ほぼ同時期に、米国のグループが、視床下部（hypothalamus）に特異的に発現する遺伝子から同じ物質を同定して、ヒポクレチンと名付けていた。発表ではわずかに後れは取ったが、ペプチド配列の決定、受容体とその生理的機能の同定などで、櫻井らの論文は明らかに質的に勝っていた。

オーファン受容体、とりわけＧＰＣＲから、それと対になる内因性の生理活性物質をリガンドとして同定する手法は、後に「逆薬理学（reverse pharmacology）」と呼ばれるようになった。オレキシンは、この手法で初めて同定された新規のペプチドだ。創薬ターゲットとして有望視され、当初、食欲の調節因子と発表したことから、多くの製薬企業が、その拮抗薬を〝痩せ薬〟にしようと飛び付いた。

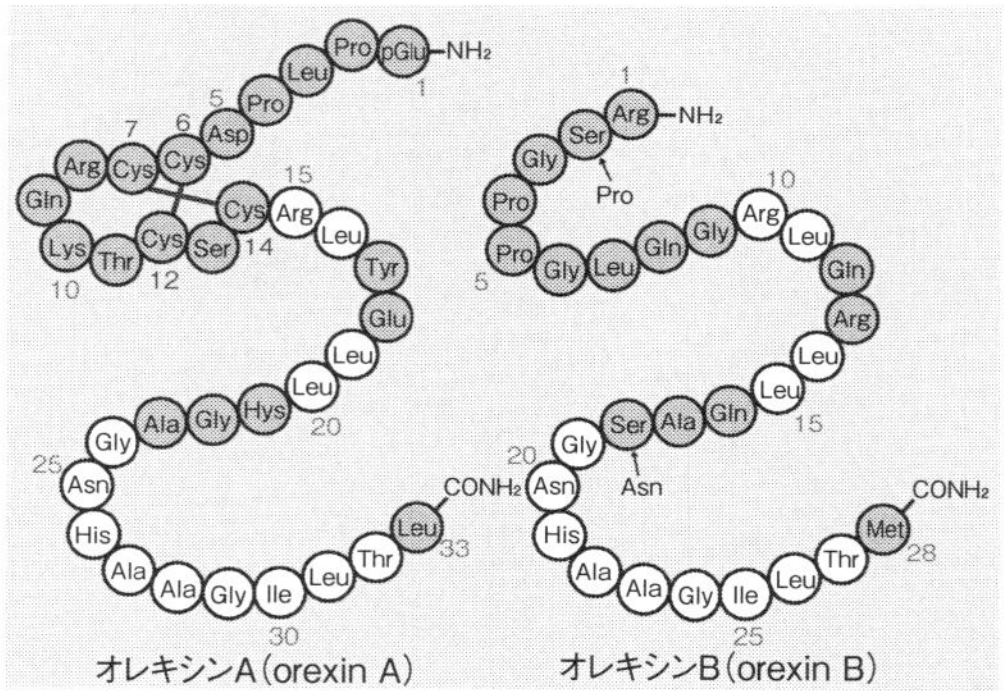

図5-3　オレキシンＡとオレキシンＢの構造
◯は、両者の相違部分を示す

しかし、柳沢たちは、オレキシンの機能の解明をもっと深める必要があるとして、99年、オレキシンを産生できないように遺伝子改変したノックアウトマウスを作製した。しかし、このマウスは、一日の餌の量も体重増加も正常マウスとの差はきわめて小さかった。

柳沢は、餌の量や体重という定量的な評価だけでなく、マウスの行動を観察してみてはどうかと考えた。医学生時代にわずかながら臨床を経験したことで、身体観察の重要性を承知していたからだ。実験用のマウスは夜行性で、一日の食餌量の9割以上を夜間に摂取する。赤外線カメラで夜間のマウスの行動を録画してみると、きわめて奇妙な動きが観察された。活発に活動していたのが急に活動を停止し、30秒から数分後に再び活動を始める。その行動はヒトのナルコレプシーの症状によく似ているようでもあった。

次に、脳波と首の筋電図を同時にとってみた。てんかんの可能性を除外するためにも脳波測定は必須だ。哺乳類のような高等脊椎動物は、レム睡眠とノンレム睡眠という2つの睡眠状態がある。レム睡眠とは、急速眼球運動（rapid eye movement：REM）に由来し、まぶたの下では眼球が動いて、脳は覚醒に近い状態にあって夢を見ていることが多い。これに対して、ノンレム睡眠は、眼球運動を伴わない、いわゆる安らかな眠りである。眠り始めると、必ず最初はノンレム睡眠に入り、その後レム睡眠とノンレム睡眠を交互に繰り返しながら覚醒していく。

ところが、問題のマウスの睡眠は、入眠後すぐレム睡眠へと遷移しており、これはナルコレプシーの典型的な症状と一致した。同時期にイヌの遺伝性ナルコレプシーの研究をしていた米国のグループがあり、OX2受容体遺伝子の変異がその原因であることを突き止めて報告している。

それから程なく、ヒトのナルコレプシー患者の脳脊髄液において、オレキシン量が検出限界以下まで減少していることが示された。オレキシンは、摂食にも関わる物質であるが、睡眠との関係の重要性が際立ってきたことで、柳沢研究室は一気に睡眠の研究へとシフトしていった。

オレキシンは、レム睡眠とノンレム睡眠の切り替え・遷移を安定させており、覚醒の安定的な維持に必要な物質であると見られた。オレキシンとそれを産生する神経系は、睡眠相のスイッチング回路の鍵となる。正常な睡眠・覚醒の構築の維持・制御にとって重要な役割を果たしていると推定されたことから、製薬企業も、睡眠関連疾患の標的としてもオレキシンに注目し始めた。

オレキシンを産生する神経を欠損したナルコレプシーのモデルマウスにオレキシンを投与すると、劇的に症状が改善した。経口投与可能で血液脳関門を透過して中枢神経系に届くオレキシン受容体作動薬ができれば、ナルコレプシーの根本治療薬になり得るはずだ。

睡眠薬を目指して創薬を開始

一方、新機序の睡眠薬も模索された。従来の睡眠薬は、バルビツレート、ベンゾジアゼピン系、非ベンゾジアゼピン系と発展してきているが、実は作用機序はすべて同じで、鎮静に関連した抑制性神経伝達物質、ＧＡＢＡ（γ《ガンマ》-アミノ酪酸）の作用を増強するものだ。

これに対し、オレキシン受容体拮抗薬の標的はそれとは異なり、覚醒シグナルを弱めることで睡眠を誘導できる可能性があった。しかし、柳沢は、睡眠薬にはきわめて懐疑的だった。たとえ効果があったとしても、ナルコレプシーを起こしかねないような薬では論外だからだ。

ナルコレプシーに比べて、はるかに巨大な睡眠薬の市場を虎視眈々と狙っていた企業があった。わずか5人のベンチャーからスタートして柳沢らが発見したエンドセリンから、2001年にその受容体拮抗薬『トラクリア』（ボセンタン）の発売にまで漕ぎ着けたスイスのアクテリオン社、そして世界最大手の一つ米国メルク社だ。

アクテリオン社は、トラクリアに依存する経営から脱却したいと考えており、とりわけ熱心で、07年「Nature Medicine」誌に、自社で創製した経口オレキシン受容体拮抗薬（ACT-078573）の第I相臨床試験における安全性と効果について、前臨床試験の結果と共に発表した。

オレキシンには、2種類のリガンドペプチド（オレキシンA、B）と2種類の受容体（OX1、OX2受容体）があるが、ACT-078573は、OX1、OX2受容体のいずれにも高い親和性を持ち、双方を遮断するデュアルオレキシン受容体拮抗薬（DORA）と呼ばれるものだった。ACT-078573（後にalmorexantと命名）を概日リズムにおける活動期間中のラットに経口投与すると、ノンレム睡眠とレム睡眠の両方、とりわけレム睡眠を示す電気生理学的指標が上昇した。イヌへの投与では傾眠が生じてレム睡眠の代替マーカーが上昇した。そして、ヒトでは主観的睡眠徴候に加え、電気生理学的睡眠徴候も生じていた。いずれにおいてもナルコレプシー様の脱力発作の徴候は認められなかった。

そして9月、不眠症患者147人を対象にしたプルーフ・オブ・コンセプト試験（製品コンセプトの妥当性を確認する初期臨床試験）において、almorexantは用量依存的に睡眠の指標を改善した。08年に第Ⅲ相試験に進むと、ＧＳＫ社が、最高33億スイスフラン（当時のレートで約３３００億円）で共同開発の契約を締結、日本を除く世界での開発・販売権を獲得した。

既存のＧＡＢＡ受容体作動薬より優れた治療効果は得られていたが、11年に入って、アクテリオン社は、安全性の問題を理由に開発の中止を突然発表した。一部に、コレステロール低下薬であるスタチン（ＨＭＧ-ＣｏＡ還元酵素阻害薬）との薬物相互作用があったと言われている。

巻き返しを図った米国メルク社が先陣

一時は後塵を拝しながら、いち早く承認に漕ぎ着けたのが、米国メルク社のＤＯＲＡ、ＭＫ-４３０５（スボレキサント、図５-４）であった。

同社も開発に着手したのは早く、２００５年頃から、柳沢研からライセンスを得たノックアウトマウスによる研究データを蓄積しており、最も強力な作用の期待できるＤＯＲＡを選び抜いていた。最適化を図ったＭＫ-４３０５は、経口吸収性に優れ、効果はもちろん、毒性や構造に起因するリスクは低く、標的分子への選択性が高いなど、安全面で優れていた。

第Ⅲ相試験においては、高用量では、総睡眠時間が20分以上有意に延長し、中途覚醒時間は減

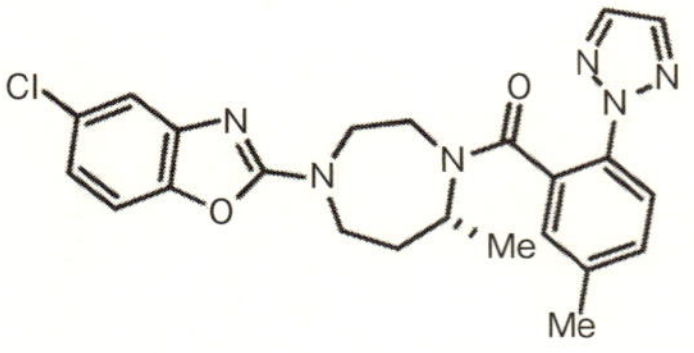

図5-4　スボレキサント（『ベルソムラ』）

少するなどし、効果が12ヵ月持続するなど、良好な結果を収めた。米国メルク社は、治験の結果に基づき米国食品医薬品局（ＦＤＡ）に申請したが、世界で初めて、スボレキサント（『ベルソムラ』）が発売されたのは日本のＭＳＤからだった。Belsomraは、フランス語でbelle《美しい》＋som《眠り》に由来する。米国では審査の過程で高用量における安全性が問題になり、5mg、10mg、15mg、20mgの4種が承認された。日本では、当初15mgと20mgのみだったが後に10mgも追加された。

　ＧＡＢＡ受容体作動薬は神経系全体に対して抑制的に作用するのに対して、ＤＯＲＡは覚醒系のみ抑制する。ＧＡＢＡ作動性睡眠薬は、効き目が強いほど、昼間の傾眠、筋弛緩・運動失調、健忘、耐性・依存といった副作用が生じかねない。スボレキサントの忍容性は良好で、発売後の副作用も、今のところ限定的なものしか生じていない。

　ＧＳＫやエーザイなど、他の製薬企業もオレキシン受容体拮抗薬を開発中である。ＯＸ１受容体拮抗薬がＯＸ２受容体拮抗薬によって誘起される睡眠作用を阻害するとの報告も出されていることから、ＯＸ２受容体だけを選択的に阻害する拮抗薬にも期待がかかる。

「睡眠の仕組み」の謎に挑む

柳沢は２０１２年、文部科学省の世界トップレベル研究拠点プログラム（ＷＰＩ）に採択されて母校筑波大学に新設された国際統合睡眠医科学研究機構長に就任し、日本に研究の拠点をシフトさせた。睡眠の仕組みは、神経科学における最大のブラックボックスとされており、そこに光を当てていく。アカデミア発の創薬を、その１つの柱に掲げている。

スボレキサントが発売されて、当初の懸念が間違っていたことを認めざるを得なかったが、オレキシンが薬につながったことを、柳沢はとても誇らしいと感じた。そして、みずからは大学発の創薬として、ナルコレプシーの治療薬となるオレキシン受容体作動薬の開発に取り組む。

国内でナルコレプシーの潜在患者は10万人以上とされるが、診断がついている患者はその10分の１にも満たない。市場は小さく見えるが、それ以外にも、抑うつ、アルツハイマー病、パーキンソン病など、脳の病気や他の薬の副作用で眠気が問題になった場合の治療薬になり得る可能性がある。

製薬企業出身の合成化学者として、２つの創薬の成功体験を持つ長瀬博《ながせひろし》（２３６ページ参照）とタッグを組み、合成と薬理という役割分担をしている。

柳沢らは、10年までに25万の既存化合物をハイスループット・スクリーニング（高速で自動的に化合物を選別する方法）にかけ、ナルコレプシー治療薬の候補物質を探した。そこでヒットした化合物は、薬にするにはまだまだ不十分な構造だったが、長瀬はスルホンアミドという官能基に注目して構造変換を試みた。２年かけて合成した物質のうち、ＹＮ-１０５５は十分な活性を示したが水溶性が十分ではなく、さらに１年かけて設計・合成したＹＮＴ-１８５は、水溶性で全身投与が可能で、28ｎＭでＯＸ２受容体に選択的な作動活性を示した。

これをオレキシン・ノックアウトマウスの腹腔内に投与すると、その治療効果も確認された。ここからヒトの薬の新薬候補物質に上げるには、受容体との親和性をもう１～２桁上げつつ、脳への透過性と両立させなくてはならず、長瀬はその最適化に挑んでいる。15年の論文でＹＮＴ-１８５の構造を発表したため、各社もいっせいにその最適化に取り組んでいるが、開発候補物質にたどりつき、創薬レースにトップでゴールインすることを目指す。

創薬以外でも、睡眠研究の成果が生まれている。16年、柳沢は船戸《ふなと》弘正《ひろまさ》らと野心的手法によって世界で初めて睡眠・覚醒の制御に直接関わる２つの遺伝子を発見し、「Nature」誌に発表した。

伝統的な科学は、仮説と検証のプロセスを踏む。まず仮説を立て、その仮説を検証するために観察や実験を繰り返し、それを実証するなり否定するなりすることで普遍性の高い真理へと迫っていく。ところが睡眠の謎は深すぎ、意味のある具体的な仮説が立てられないほどのフロンティアだった。そこで柳沢らが用いたのは、遺伝性が見られる形質（表現型）から、その原因となる遺伝子を探り当てる「フォワードジェネティクス（順遺伝学）」と呼ばれる手法だ。

実験はまず、人為的な操作を行い、脳神経細胞などにさまざまな遺伝子変異のあるマウスを生み出すことから始まる。遺伝情報に変化を引き起こす作用を持つ物質（エチルニトロソウレア）を雄のマウスに投与し、精子ＤＮＡにランダムに傷を付ける。そのマウスの子として生まれた次世代のマウスについて、脳波と筋電図を測定することで睡眠・覚醒行動に異常が見られないかどうかを確認する。睡眠時間が非常に長かったり、また非常に短かったり、明らかに異常な睡眠パターンを示すマウスが見つかれば、さらにその次世代のマウスも作製する。そして、親と同様の睡眠異常が認められれば遺伝性があると判断し、そのマウスの家系に共通する遺伝子変異を突き止めていく。

柳沢らのチームは約６年にわたり、８０００匹を超える変異マウスを作製し、睡眠行動の異常の有無を丹念に調べるという地道な作業を積み重ねた。まず、覚醒時間が顕著に減少している家系と、夢を見る眠りであるレム睡眠が顕著に減少している家系が見つかってきた。実は、第２世代マウスでゲノム上に引き起こされた遺伝子変異は１０００以上もあったが、そこから、それぞれの表現型と関連の深い遺伝子を絞り込んでいった。さらに同定した遺伝子を、最新のゲノム編集技術を用いて正常なマウスに組み込み、遺伝子変異を持つマウスを再現。覚醒時間の減少、レム睡眠の減少といった表現型を示すことを確認して、因果関係を実証した。

このようにして最終的に探り当てたのは、「Ｓｉｋ３」と「Ｎａｌｃｎ」という2つの遺伝子だ。「Ｓｉｋ３」遺伝子に変異を持つマウスの家系は、覚醒系は正常だが睡眠時間が異常に長く、起きている時間が極端に短かった。これまで睡眠の量や質の調節と直接関わる細胞内シグナル伝達系は見つかっておらず、キナーゼ（タンパク質リン酸化酵素）であるＳｉｋ３は、「眠気」のシグナルを構成していると考えられた。さらに、Ｓｉｋ３は、ショウジョウバエや線虫でも睡眠様行動の制御に働くことが突き止められ、睡眠制御に普遍的に関与していることが示唆された。

一方、「Ｎａｌｃｎ」遺伝子に変異を持つマウスの家系では、レム睡眠が極端に減少していた。睡眠にはサイクルがあり、レム睡眠とノンレム睡眠を交互に繰り返している。レム睡眠は、身体が眠りに落ちても脳は活発に動いている状態を指す。Ｎａｌｃｎは、ノンレム睡眠とレム睡眠の切り替えに関わるタンパク質を作り出しており、スイッチングの細胞内機構の初めての解明につながることが期待されている。

人生の3分の1を占める睡眠の謎に分け入り、基礎研究の成果が患者を利することを目指してたゆまぬ研究が続けられている。

柳沢正史氏に聞く

発見した2つの新規物質が短期間で新薬に

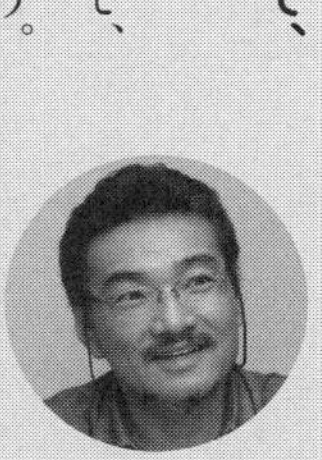

――エンドセリンとオレキシンという２つの新規物質を探り当て、双方が薬につながった。

新たな生理活性ペプチドの探索と生理的役割の解明という点で、両者は技術的に一貫しているが、実際に行ったことはかなり違う。エンドセリンは、内皮由来の血管収縮因子があるだろうという仮説に基づいて見つけた物で、当初から薬になる見込みも高かった。オレキシンは、純粋に生化学的な探索の中から最初に見つかり、最もおもしろい物だった。自分は基礎研究者だが医学を修めており、エンドセリンを手掛けたことで、臨床の学会にも頻繁に参加して臨床医とも交流している。そうしたことがマウスの行動を観察するヒントになったり、患者への思いにつながっている。15年という短期間で、まずオレキシン受容体拮抗薬が睡眠薬として実を結んだのは喜ばしく思う。

――睡眠研究が目指すものは。

まず、オレキシン受容体作動薬を作ることが、一つの大きな目標となる。より大きな目標は、睡眠の根本に迫ることだ。ヒトを含むすべての動物はなぜ眠らなくてはならないのか、睡眠時間はどのようにして一定に保たれるのか――睡眠に関しては不明なことが多く、意味のある仮説が立てられない状態で、薬も生まれにくかった。

新研究機構の体制は、人員もスペースも、研究費やテーマによって流動的に変動する米国型のラボにして、あくまでも基礎研究からのアプローチだが、将来的には患者にも橋渡しするような臨床的側面も取り入れていきたい。

――地道な研究で遺伝子発見という成果が生まれた。

これまで睡眠と直接関わる遺伝子は見つかっておらず、これらの発見は、〝眠気〟とは何かを知る突破口になる。将来は、睡眠障害の治療への応用も考えられる。

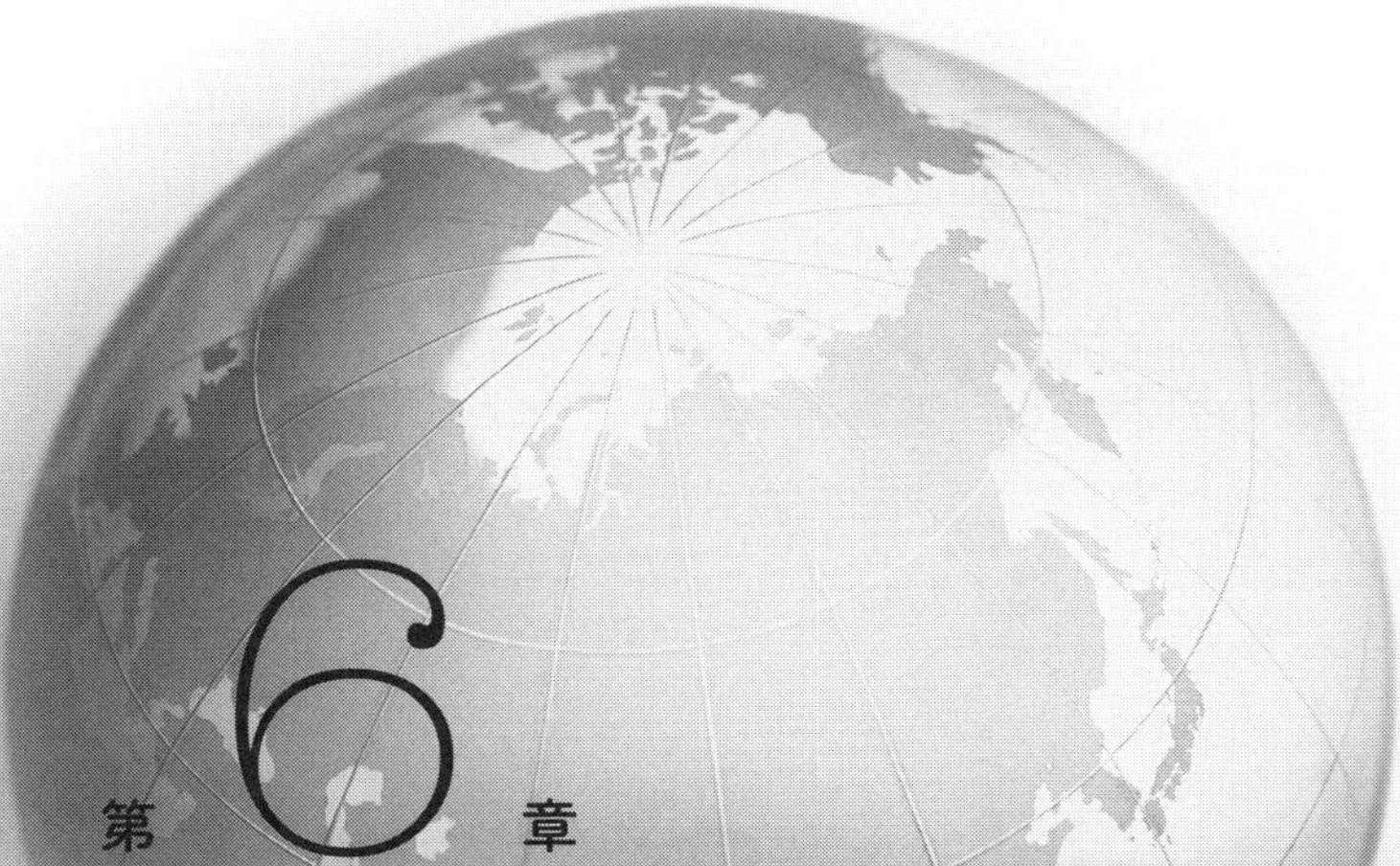

第6章

中枢神経に働きかける

アリピプラゾール

非定型抗精神病薬

研究打ち切りの危機を乗り切り、全米処方薬トップ10に

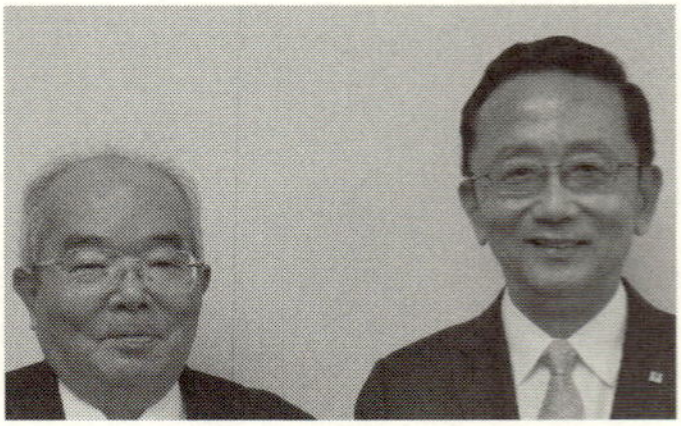

大城 靖男　菊地 哲朗

●

大城 靖男（おおしろ やすお）

1944年沖縄県生まれ。67年富山大学工学部工業化学科卒業、74年大阪大学大学院工学研究科応用化学専攻博士課程修了（工学博士）。同年大塚製薬に入社、徳島第一研究室（合成）。79年フロリダ大学出向。98年同社知的財産部次長。2004年同社知的財産部顧問。16年退社。07年日本薬学会創薬科学賞。13年全国発明表彰にて恩賜発明賞を受賞

菊地 哲朗（きくち てつろう）

大塚製薬フェロー。1955年東京都生まれ。80年 岐阜大学大学院農学研究科修士課程（獣医薬理学専攻）修了、獣医師、獣医学博士。2018年 日本神経精神薬理学会理事、日本学術会議連携会員。1980年大塚製薬に入社、2004年 大塚製薬フェローに昇格、06年 Qs'（キューズ）研究所長、16年より現職で新薬研究部門を担当

人口の約１％が有病者とされる統合失調症。原因は不明で、幻覚や妄想などの陽性症状と、自発性が減退したり、情動が平板で反応性に乏しくなったりするなどの陰性症状が独特の性格をもたらし、２００２年以前には精神分裂病と呼ばれて、偏見も強かった。長らく、相反する双方の症状に効果を持ち、副作用のない薬の開発が待望されていた。大塚製薬が創製し、02年に米国で、06年に日本で発売されたアリピプラゾール（『エビリファイ』）は、中枢神経系の神経伝達物質ドーパミンの受容体の一つ、D_2受容体の部分作動薬（パーシャルアゴニスト）という新タイプの薬で、陽性症状と陰性症状を改善させ、患者の社会復帰を支えている。

カルボスチリル骨格から次々新薬

１９２１年に徳島で創業した大塚グループは71年、創業家の３代目で当時開発課長であった大《おお》塚明彦《つかあきひこ》の提言により、大塚製薬として初の創薬研究所を設立した。わずか14人でのスタートで、ノウハウも不十分なら、創薬が見込める材料物質もなかった。つてを頼り、大阪大学薬学部の田《た》村恭光《むらやすみつ》の研究室からカルボスチリル骨格を持つ化合物を譲り受けた。カルボスチリルとは、キノリンの２位（２番目の炭素原子）が酸化された化合物の慣用名で、医薬品に多く見られる骨格だ。

当時は、循環器や消化器、呼吸器領域に創薬の重点が置かれていた。その化合物を用いた創薬

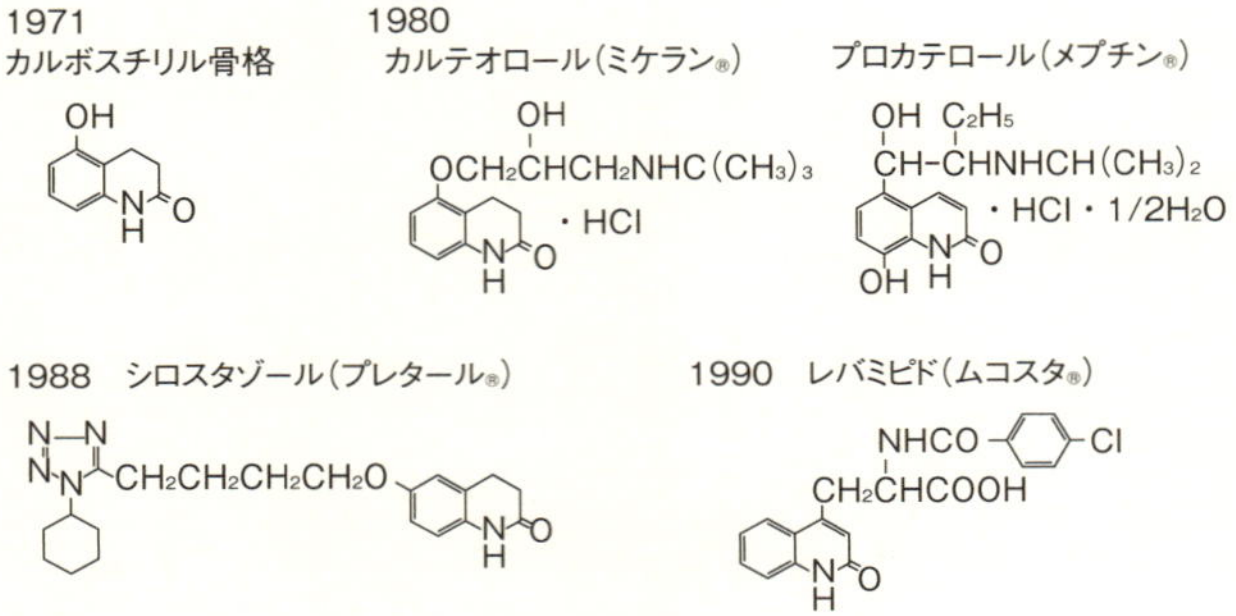

図6-1　カルボスチリルを骨格とした医薬品

開始からわずか10年で、大塚は、国産初のβ遮断薬（交感神経のアドレナリン受容体のうちβ受容体のみに遮断作用を示す薬品）のカルテオロール（80年発売の高血圧・狭心症治療薬『ミケラン』）、気管支拡張薬プロカテロール（80年発売の『メプチン』）という新薬を世に送り出した。その後も、抗血小板薬シロスタゾール（88年発売の『プレタール』）、胃炎・胃潰瘍治療薬レバミピド（90年発売の『ムコスタ』）と開発が続いた。4剤に共通するのは、カルボスチリル骨格を持っていることで、側鎖部の部分構造と側鎖の置換位置のみが異なっている（図6-1）。これらの薬のヒットによって、新薬を創製できる製薬企業として、大塚製薬は着々と地歩を固めていった。

脳内移行性が高い化合物

当時、カルボスチリル骨格を持つ化合物は脳の中枢には入っていかないと思われていた。カルボスチリル骨格を有する抗ヒスタミン薬（ヒスタミンの作用を抑制しアレルギー症状などを抑える薬）を開発すれば、従来からある抗ヒスタミン薬と異なり、眠気などのない画期的な抗ヒスタミン薬になると見込まれた。ところが、当初の予想に反して、抗ヒスタミン作用を高めると、睡眠を増強する作用も強まった。カルボスチリル骨格を有する化合物は中枢に入らないとの考えは誤りだったことが明らかになり、抗ヒスタミン薬の開発は中止された。

実は、脳内に入る化合物を合成することは難しく、狙ってできるものではない。中枢への作用を示す化合物であれば、中枢神経に作用する薬として開発できる。大塚明彦の決断で、１９７８年から新たに抗精神病薬の開発が始まった。

50年代に最初の抗精神病薬となったのがクロルプロマジンで、次いでハロペリドールが登場した。後になって、これらの薬剤の効果は、ドーパミン受容体、特にD_2受容体の遮断作用に基づくことが明らかにされ、「統合失調症はドーパミン作動神経の過剰活動によって起こる」という仮説が提唱され、ドーパミンD_2受容体を遮断する薬が数多く開発された。これらは、第一世代抗精神病薬と呼ばれる。

このD_2受容体阻害薬は、陽性症状の改善効果がある半面、陰性症状への効果は今一つであった。また、他の部位のD_2受容体も遮断してしまうので、錐体外路症状と呼ばれる日常の動作障害として、ドーパミンの不足で起こるパーキンソン病のような運動機能障害の症状や、脳下垂体で産生されるプロラクチン（乳汁分泌などに関わるホルモン）分泌亢進などの副作用が問題となった。80年代には世界の製薬企業はこぞって、陽性症状および陰性症状の両方に効果があり、かつこうした副作用のない抗精神病薬の研究開発を目指していた。70年代、第二世代抗精神病薬のプロトタイプであるクロザピンが登場した。第一世代に比べて効果は増強されていたが、死亡につながる無顆粒球症などの副作用があって一時発売中止（欧米では条件付きで89年以降に再開）になった。

その重篤な副作用を回避しようと改良を試みたオランザピンやクエチアピンなどが、90年代に発売された。オランザピンはD_2受容体以外にも多数の受容体に作用するため、多元受容体標的化抗精神病薬とも呼ばれる。さらに、リスペリドンに代表されるセロトニン・ドーパミン受容体遮断薬（ＳＤＡ）も登場した。これは、D_2受容体遮断作用にセロトニン$5\text{-}HT_{2A}$受容体遮断作用を併せ持たせたものだ。90年代の薬剤は、いずれも第二世代抗精神病薬に分類される。

自己受容体仮説に基づく抗精神病薬

大塚製薬では、第三の道を目指すことにした。１９７０年代、スウェーデンの薬理学者アーヴィド・カールソン（Arvid Carlsson）らが、シナプス前部に、ドーパミンの合成や放出を抑制的に調節する自己受容体が存在していることを提唱していた。通常の受容体はシナプス後部細胞に存在するが、自己受容体はシナプス前部細胞にあって、シナプス前部から放出された神経伝達物質の一部を受け取る。これが自己受容体への刺激となってネガティブ・フィードバックがかかり、シナプス前部からの神経伝達物質の放出が抑制される。カールソンは2000年、ドーパミン神経系の情報伝達の解明により、エリック・カンデル（Eric R. Kandel）およびポール・グリーンガード（Paul Greengard）と共にノーベル生理学・医学賞を受賞した。

シナプス前部の自己受容体を刺激して、過剰なドーパミンの放出を抑制する薬剤（自己受容体作動薬）であれば、既存の抗精神病薬と異なる作用機序を持ち、錐体外路症状や高プロラクチン血症等の副作用のない薬となるだろうと考えられた。

統合失調症の病態をきちんと反映した動物モデルはなく、陽性症状、陰性症状の、ある症状の一部を再現することしかできなかった。マウスに覚醒剤であるメタンフェタミンとL-DOPA（ドーパミンの前駆物質）を投与すると、シナプス前部からのドーパミンの遊離が促進されて、跳躍行動を取るようになる。

シナプス前部の活性を抑制する薬を見つけたいと、前部の活性を高め、それで誘発される跳躍行動を抑える作用があるかどうかを評価の指標として実験系を構築した。跳躍行動のメカニズムはよく分かっていなかったが、それが抑制されれば、幻覚などの陽性症状を抑えられる薬剤になるかもしれないという直感に基づいて、こうしたモデルが採用された。

抗ヒスタミン薬として合成されたOPC-4035（図6-2）は、この跳躍行動を抑制した。一方、D_2受容体作動薬であるアポモルヒネでは常同行動（匂いを嗅ぐ、舐める、噛むなどの反復した持続行動）が誘発されるが、そちらは抑制せず、また錐体外路症状も起こさなかった。これらは、シナプス後部のD_2受容体の遮断ではなく、シナプス前部のドーパミン自己受容体への刺激によるものだと推測された。

そこで、シナプス前部の自己受容体を刺激する作用がさらに強力な化合物を探索することになった。構造活性相を踏まえて化合物合成と探索を続け、最終的にOPC-4392が見つかった。

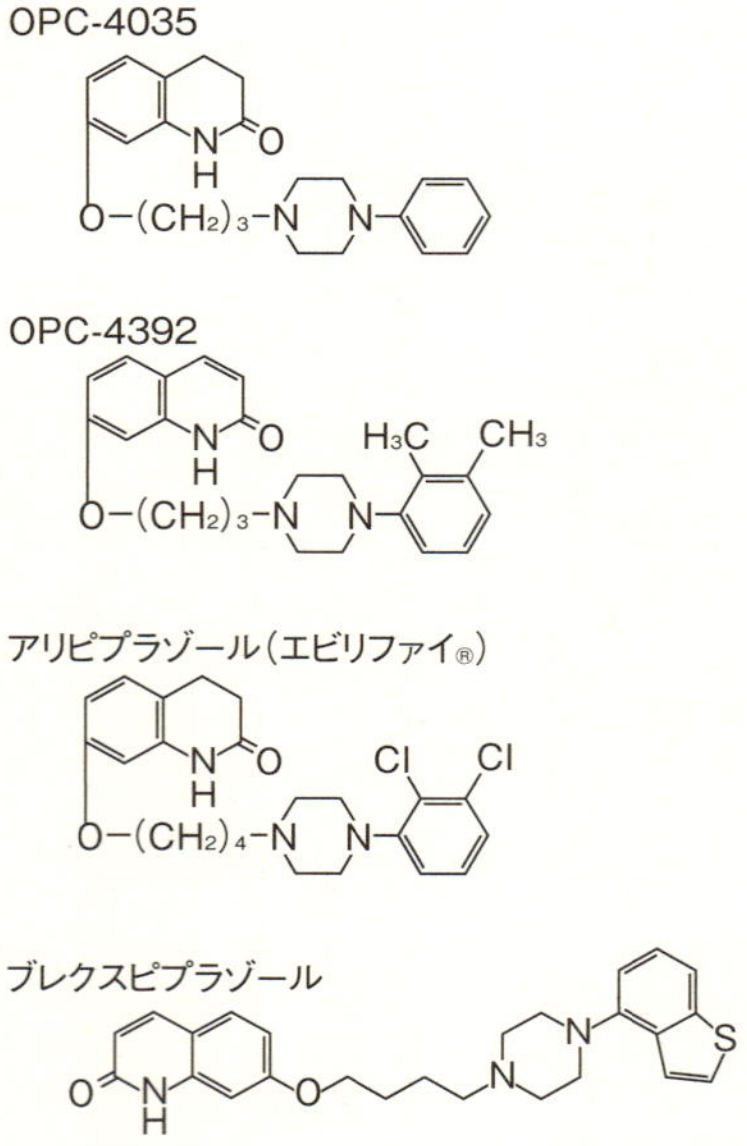

図6-2　アリピプラゾールの創製

前臨床試験（ヒトを対象とする臨床試験の前に動物を使って有効性・安全性を調べる試験）において、ＯＰＣ－４３９２はドーパミン自己受容体に特異的に作用し、マウスの跳躍行動は劇的に抑えられた。良好な結果を受けて海外の大手製薬企業からも注目され、社内の期待が一気に高まった。１９８３年から日本とドイツで医薬品としての承認を目指して治験が開始され、患者への投与で陰性症状を改善し、錐体外路性副作用はほとんど示さず、プロラクチン濃度も上昇させないという点では好成績を収めた。しかし、陽性症状への効果は芳しくなく、幻覚・妄想や興奮などをあまり抑えることができなかった。

既存薬と比較対照を行う第Ⅲ相試験では、むしろ陽性症状を悪化させるという結果が出た。患者は明るくなり自発的に行動できるようになったが、それが行き過ぎて、病棟で管理できないほどになった。89年にＯＰＣ－４３９２の開発は中止された。

懸念を抱いた合成と薬理の科学者

ただ、第Ⅲ相試験の結果が出る前からＯＰＣ－４３９２の先行きを危ぶみ、社内で次の一手を画策していた研究者たちがいた。合成化学研究者の大城靖男と薬理学研究者の菊地哲朗だ。

大城は沖縄出身で、大阪大学大学院で高分子合成化学を究めた。研究所草創期の１９７４年に入社し、自分や身内の病気の体験から、画期的な薬を創ろうと静かな闘志を燃やしていた。大城は、81年に海外出向から帰任した後は脳機能改善薬の候補物質の探索研究を託されていたが、85年、治験が進行中であったOPC－4392の論文執筆を命じられた。抗精神病薬は専門外であるため、大城は、関連する先行研究の論文を片端から読み漁った結果、OPC－4392には、陽性症状を改善できないという致命的な欠陥があることを見抜いた。

動物実験では、OPC－4392にはドーパミン自己受容体作動薬として、脳機能を賦活する作用を有するとするデータはあった。これは陰性症状の改善を示唆するものだが、陽性症状の改善を支援するデータはなかった。陽性症状を改善できなければ、統合失調症の治療薬にはなり得ない。

また、メタンフェタミンとL－DOPAを投与したマウスを用いた評価系は失敗だったことも見抜いた。マウスに、メタンフェミンや、ドーパミン受容体作動薬のアポモルヒネを単独で投与しても跳躍行動が誘発されることはない。

さらに、陽性症状を改善する薬剤はいくつも報告されているが、こうしたマウスの跳躍行動で評価する実験系を用いた抗精神病薬の開発事例はなかった。

同じ思いを抱いていたのが、後輩研究者の菊地だった。東京出身で岐阜大学獣医学科と同大学院で動物の薬理学を修め、80年入社直後から、OPC－4392の薬理試験を担当していた。

陽性症状に効かないと薬にならない

大城が既存研究を調べてみたところ、陽性症状を改善する薬剤はすべて、D_2受容体遮断作用を持っていたものの、アポモルヒネで誘発された常同行動の抑制は、当時は錐体外路性副作用の指標と考えられていた。このため、抗精神病薬の候補物質には、「D_2受容体作動薬であるアポモルヒネによって誘発される常同行動の抑制作用」の弱い化合物を選ぶべきだ、と示唆するものが大勢を占めていた。

しかし、大城はなお、この作用なしには陽性症状が改善されず、抗精神病薬として成功し得ないと考えた。菊地は、大城からＯＰＣ－４３９２とその系列化合物について、アポモルヒネによる常同行動の抑制作用の有無を調べてほしいと依頼され、苦心してそれを評価するための実験系を作り上げた。しかし、ＯＰＣ－４３９２が常同行動を抑制する作用は非常に弱く、系列の化合物も非常に弱い作用しかなかった。これでは陽性症状を改善する薬になり得ない。大城と菊地は、このままで終わらせたくないと、第Ⅲ相試験の結果が出る前から次の展開を熟考していた。

自己受容体作動薬のＯＰＣ－４３９２には、陰性症状には有効だという確かなデータがあった。シナプス前部のD_2自己受容体に働く作用を残したまま、後部のD_2受容体遮断作用を持たせれば、陰性症状と陽性症状の両方に効果があり、錐体外路性副作用が少ない化合物になるかもしれない。当時、陽性症状と陰性症状に同時に効かせる薬はとてもできないだろうと考えられていたが、楽観的な性格の2人は、世界の誰もが思いもよらない大胆な仮説を立てた。

当初2人だけが熱狂していたものが、徐々に研究所内で広がりを見せるようになった。ついに1986年、新たな抗精神病薬のプロジェクトが立ち上がり、「アポモルヒネで誘発されるマウスの常同行動」を陽性症状の指標として、それを抑制する化合物の探索が開始された。

菊地は評価系を組み上げ、大城が率いる合成チームは、目指す化合物の合成に着手した。この中で自己受容体作動作用を併せ持つものがあれば、理想的な抗精神病薬の候補物質になるはずだ。評価系は、γ-ブチロラクトンで誘導されるドーパミンの生合成の亢進の抑制作用を見るものだった。

大城は寝ても覚めてもドラッグデザイン（分子設計）に傾倒し、昼食時に菊地と顔を合わせると、そのまま議論を続けた。日々新たな発見の連続で、楽しい毎日だった。高揚した気分は菊地も同様で、OPC-4392のアフターフォローを続けながら、新規物質の実験に没頭した。

探索開始からまだ1年も経たない87年2月、ついに目指す性質と新規の構造を持つ物質、OPC-14597（アリピプラゾール）の合成に漕ぎ着けた。陽性症状を示すモデルラットの実験では、ハロペリドールなどの既存薬と同様に、光や音などの先行条件刺激に続く電気刺激を積極的に回避する「条件回避反応」が抑制された。ＯＰＣ－４３９２にはない陽性症状改善作用を裏付けるデータで、２人は「いける」と期待を膨らませた。

90年代になると、ドーパミン受容体にはD_1からD_5まで5つのサブタイプがあることが解明され、クローニングにより遺伝子配列が明らかになった。しかし、まだそうした情報が出てくる前に、世界に先駆けていち早く成果を出したことこそが、新薬の命運をつないだ。会社が、３年、５年と、この探索研究を続行してくれる保証はなかったからだ。

バランスの良いパーシャルアゴニスト

アリピプラゾールは毒性試験で安全性が確かめられ、日本では１９９０年から、米国では93年から治験が開始された。米国では破格の提携条件を提示したブリストル・マイヤーズスクイブ社との共同試験が行われたが、わずか4年で試験を終了し、２００２年に統合失調症への適応が承認され、『ABILIFY（アビリファイ）』として発売された。名前の由来は、ability（することができる）＋fy（にする）で、患者の可能性を示唆するものだ。日本発売は06年で、似た名前の薬との混同を避けるため、『エビリファイ』と命名された。

その後、世界70ヵ国以上の国や地域で承認され、日本発の世界で唯一の第三世代の抗精神病薬となった。

既存薬にない最大の特徴が、D_2受容体への部分作動薬（パーシャルアゴニスト）であるため、ドーパミン作動神経系を安定化させるという新規の薬理作用を持つことである。シナプス前部のD_2自己受容体に対しては作動薬として作用する。一方、後部のD_2受容体では、ドーパミン神経系が過剰に活動する場合（陽性症状）はそれを抑える拮抗薬として、逆にドーパミン神経系の活動が低い場合（陰性症状）はそれを賦活する作動薬として働く。

このあんばいが絶妙なのは、前部の作動薬と後部の拮抗薬の効果をほぼ同じ用量で示すという基準を設けたことだ。重篤な副作用がなく、長期の服用でも安全性が高く、再発を防止できるので、患者の社会復帰にも有用である。双極性障害（躁うつ病）の躁症状への適応も取得した。また、国内外では、大うつ病に対する抗うつ薬の補助療法、青年期の統合失調症、小児自閉症の問題行動、小児や青年期の双極性障害など、各年齢層に適応が拡大されている。

後継薬をＦＤＡに承認申請中

アリピプラゾールは、２００７年度日本薬学会創薬科学賞を受賞した。13年度全国発明表彰では、大城と、部下で合成を担当した佐藤誠司《さとうせいじ》、倉橋伸幸《くらはしのぶゆき》が、最高の恩賜発明賞も受賞した。

実は、アリピプラゾールが臨床試験で失敗すれば、すべての中枢薬プロジェクトは打ち切りになったかもしれなかったが、科学的緻密さと不屈の精神力が壁をはねのけた。お互いを「同志・戦友」と呼ぶ大城と菊地は、徳島で若手を叱咤激励し続けた。大城は知的財産部顧問を経て退職、菊地は同社で初のフェローとなり、新たに立ち上がったQs'研究所所長を務める。QはQuest（探求）の頭文字で、既存概念にとらわれず自由な発想で研究を続けている。

アリピプラゾールに続く抗精神病薬の創薬研究も、菊地を中心に継続された。臨床成績の徹底分析から、ドーパミンD_2受容体の部分作動薬として、作動性を弱め、セロトニン受容体への親和性を強めたブレクスピプラゾールがデザインされた。デンマークのルンドベック社との共同開発で、統合失調症とうつ病補助療法として米国ＦＤＡに承認され、15年８月から『レキサルティ（REXULTI）』として販売され、日本でも18年１月に製造販売承認を取得した。「レックス（REX）」はラテン語で「王」を意味し、「レクサルト（REXULT）」は、「医療者・患者が期待する結果」という意味を込めて作成された造語である。

一方、アリピプラゾールは、月１回の注射で効果が持続するタイプや口腔内崩壊錠も発売された。11年に世界医薬品別売り上げトップ10入りし、米国では全処方薬でいちばん売れる薬に成長した。医薬と健康飲料・食品の両軸で健康を支える大塚製薬の原動力として、失敗を恐れず、ものまねをせずに挑戦し続ける企業文化の象徴となった。

大城 靖男氏に聞く

ハイテクや人手がなくとも、感性・努力・ひらめきで道は拓ける

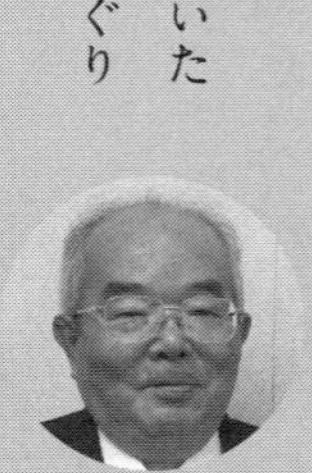

――合成担当者として薬になったときの思いは。

「我々には運があった。この化合物は絶対薬になる」と信じていたが、自分の手を離れて10年あまりを経て、いくつもの関所をくぐり抜け承認されたことで、本当に安堵し達成感を得た。

――アリピプラゾールの成功要因は。

狙っていたわけではないが、偶然、自己受容体に結合してドーパミン神経の活性を抑える作用を持っていた化合物だったことが非常に大きかった。また、陽性症状と陰性症状という相反する症状に効くというのは、当初は根拠のない仮説だったが、けっ

して諦めなかったことも大きい。スーパー・コンピューターのようなハイテクがなくとも、人手がなくとも、研究者の感性と努力とひらめきがあり、それを信じて執念深く追求すれば成功が呼び込まれる。

先行する他社の薬剤開発法を追跡し、特にその失敗を注意深く分析し、すでに知られている疾病モデルであっても、工夫を凝らして巧みに組み合わせ、目標とする薬理効果と構造活性を評価すれば、新しい発見は可能である。

さらに大事なことが、研究仲間に恵まれること。これも運命だろうが、優れた技術を持つ共同合成研究者、物質を正しく評価し懇切丁寧に説明してくれる薬理研究者と出会えた。

——日本発の新薬がなかなか生まれない原因と、それを打破する知恵は。

日本は研究者の競争心が薄く、「和を尊ぶ精神」が災いしている。チームワークとしての均一な努力はあるが、切磋琢磨する個人の感性やひらめきを大事にする環境がないように思える。

ナルフラフィン塩酸塩

夢の鎮痛薬の臨床試験失敗から誕生した痒み止め

掻痒改善薬

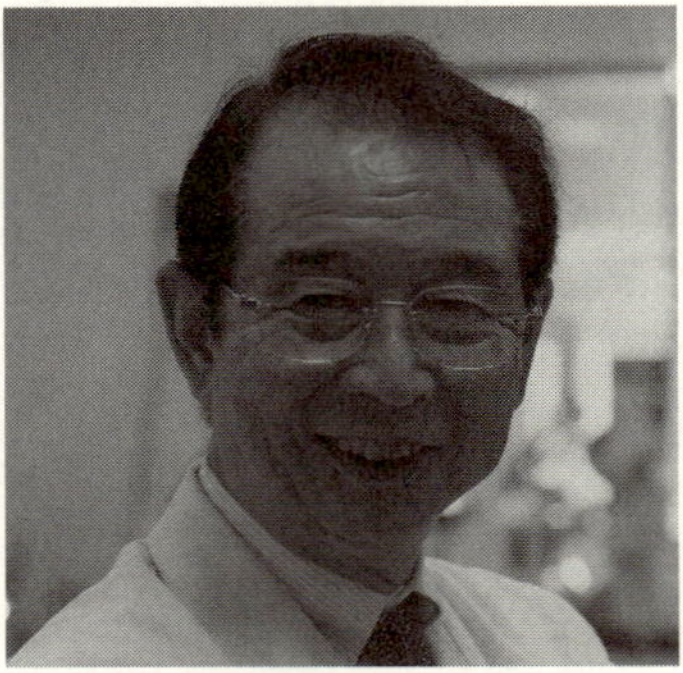

長瀬 博

●

ながせ ひろし

筑波大学国際統合睡眠医科学研究機構教授。1947年岐阜県生まれ。71年名古屋大学理学部卒業。76年名古屋大学大学院理学研究科博士課程修了、東レ入社、基礎研究所研究員。85～87年米国ミネソタ大学留学。2001年東レ医薬研究所所長。04年北里大学薬学部教授。13年より現職

麻薬としてのオピオイドの歴史は、依存性との闘いの歴史でもある。依存性を分離できれば、最強の鎮痛薬になるのみならず、頻尿、うつや不安、食欲などに関連した疾患の治療薬としても期待される。

東レにいた長瀬博（現・筑波大学教授）は、３つのオピオイド受容体タイプから、依存性を起こさない世界初のκ《カッパ》受容体作動薬の創製に成功。２００９年、鳥居薬品から、透析に伴う掻痒《そうよう》症治療薬『レミッチ』（ナルフラフィン塩酸塩、図６－３）として発売された。日本には約30万人の腎透析患者がいるが、レミッチの発売により、夜も眠れないほどの痒《かゆ》みから解放されるようになった。

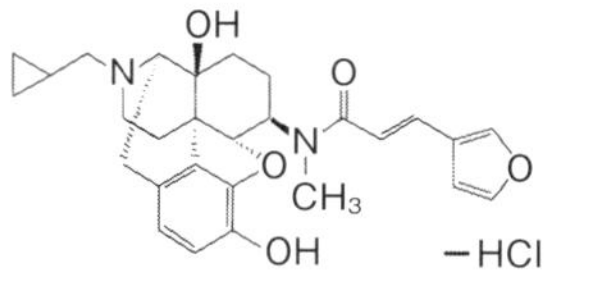

図6-3　ナルフラフィン塩酸塩（『レミッチ』）

１９２６年、レーヨン（人造絹糸）製造を柱に創業した東レ（旧・東洋レーヨン）は、戦後は合成繊維の好調に支えられ、60年代初頭には日本一の高収益企業になった。62年に２００億円を投じて立ち上げた基礎研究所は、「何を研究してもいい。ノーベル賞を目指せ」とばかりに、意気盛んだった。

47年岐阜県に生まれた長瀬は、名古屋大学と同大学院で天然物合成化学を修めた後、76年東レに入社。73年のオイルショックで繊維の輸出が不調になり、配属先の基礎研究所でも、新規事業のシーズ探しが待望されていた。

社長からは「口に入れるものは研究させない」と言われていたが、長瀬は、少年時代にアレクサンドル・オパーリン（Aleksandr I. Oparin）の『生命の起源』に夢中になったこともあり、創薬を志した。上司となった大野《おおの》清隆《きよたか》は、生体の恒常性維持などに深く関わる生理活性物質、プロスタグランジン（PG）をテーマに据えた。

プロスタサイクリンの〝闇研究〟が結実

1968年、小野薬品工業がPGの全合成に成功。74年には世界初のPG医薬品となる陣痛誘発・促進の注射薬を発売、さらに76年にPGE2製剤として経口型陣痛誘発・促進薬を発売した。

東レ幹部からは、安価なPG医薬品を創ることを求められていたが、〝二番煎じ〟で、陣痛促進薬にしかならないのではおもしろみはなかった。そこで長瀬らは、76年に発見されたばかりのプロスタサイクリン（PGI_2）に着目し、会社の許可を得ることなく〝闇研究〟を始めることにした。PGI_2はプロスタグランジンの一種だが、血小板凝集抑制や血管拡張などの作用を持つ物質であることから、心筋梗塞や脳梗塞の薬になると期待された。

当時、アップジョン社（現・ファイザー社）が、世界に先駆けて、PGI_2誘導体、カルバサイクリンを合成しており、小野薬品工業を含め、世界中の製薬企業はその後を追っていた。だが、長瀬らは、「これをまねしても勝ち目はない」と判断。独自のアプローチを取った。

天然型のPGI_2には強い血小板凝集抑制作用があるが、室温で分解してしまう。各社は酸素の代わりに炭素を入れて構造を安定させようとしていた。しかし、長瀬らは、酸素を残したままベンゼン環を入れて安定化を試みたのだ。生理活性は落ちたが、60個あまり合成した誘導体の中から、ラットで天然のPGI_2より高い活性を示す物質を探り当てることができた。

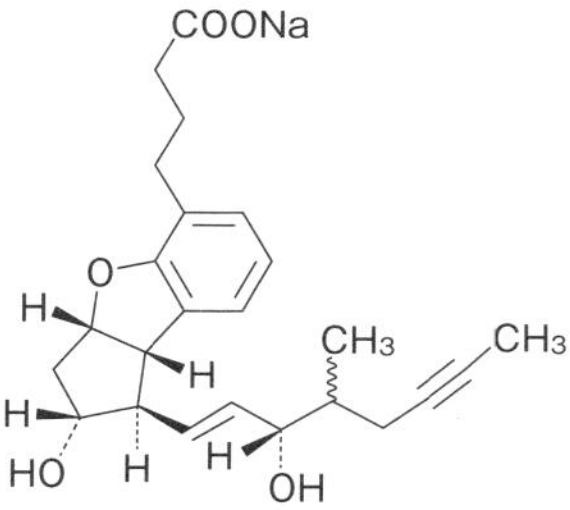

図6-4　ベラプロストナトリウム

薬理の担当者は、ヒトの血液を用いた研究を躊躇したが、長瀬らは、「薬効には種差があり、ヒトの薬にはヒトの検体が必要だ」と主張。結局、合成陣が血液を提供することで妥協した。ヒトの血液では明らかに活性が異なり、ラットで活性が高かった化合物とは別の物質（後にベラプロストナトリウムと命名、図６－４）が、天然物と同等の活性を示した。科研製薬との提携により、慢性動脈閉塞症の患者を対象にした臨床試験を行うと、足の潰瘍の治癒効果が認められた。

薬になると勇んだ矢先、横やりが入った。ドイツのシエーリング社（現・バイエル薬品）が、「同社が特許を持つ物質と別の既知物質の組み合わせなので、それは既知物質だ」と、訴えてきたのだ。長瀬らはドイツでの裁判に向けて戦略を練った末、容易に類推できないほど「代謝が安定した新規物質」だと主張すべく、それに沿ったデータを集めた。対策は半年がかりだったが、裁判官は異国の東レに軍配を挙げた。

その後は順調に開発が進み、92年、科研製薬から慢性動脈閉塞症治療薬『プロサイリン』として発売された。東レは山之内製薬（現・アステラス製薬）とも販売契約を結び、こちらの販売名は『ドルナー』となった。両社が競って薬を売り出したため、発売1年目に100億円以上売れる薬になった。年間数千億円を売り上げる東レの主力の繊維事業に比べればまだまだ小さいとはいえ、十分な成果を挙げたことで、社内でも創薬支援が打ち出されるようになった。

留学先でオピオイドと出会う

創薬の経験がなかった東レでは、合成担当者が前臨床試験までをフォローしていた。ひと段落した1985年、長瀬は念願の留学を志した。「留学制度がない」といったんは会社に拒否されたが、「自費でも行く」という意志の強さが認められ、米国ミネソタ大学に留学。帰国後も創薬に貢献できるよう、当時「Journal of Medicinal Chemistry」誌編集長だった、同大学教授のフィリップ・ポルトギーゼ（Philip S. Portoghese）のもとで学んだ。

留学中、長瀬は、ポルトギーゼが専門とするオピオイドの研究にのめり込む。オピオイドは、opium（アヘン）類縁物質で、モルヒネ様活性を持つ化合物の総称だ。ケシ未熟果から採取されたアヘンは、紀元前から鎮痛薬・睡眠薬として用いられ、19世紀に入って主成分が単離されると、夢の神「モルペウス（Morpheus）」に因み、「モルヒネ（morphine）」と名付けられた。最強の鎮痛薬となる一方で、長期の投与によって耐性が出て、依存に陥るなどの弊害があるため、オピオイドから依存性を分離しようとして幾多の化合物が合成されたが、成功していなかった。

70年代、オピオイドの作用点として受容体が存在することが証明され、これが、薬物受容体の概念に先鞭をつけた。受容体とは、細胞膜表面や細胞質、核内に分布するタンパク質で、細胞外の様々なシグナル分子（神経伝達物質、ホルモン、各種生理活性物質）を選択的に認識して受容する。受容体と結合したシグナルが、細胞内やＤＮＡに伝達されることで細胞が活性化され、様々な生体反応が引き起こされるので、創薬の標的にしやすい。受容体と結合して神経伝達物質やホルモンと同様の作用を起こす物質は、受容体の作動薬・刺激薬となる。一方、受容体と結合しても作用を表さず、本来結合するはずの神経伝達物質やホルモンの働きを阻害する物質は、拮抗薬・遮断薬となる。

75年には、エンケファリンやダイノルフィン（κ受容体に高親和性の痒み抑制物質）という脳内モ

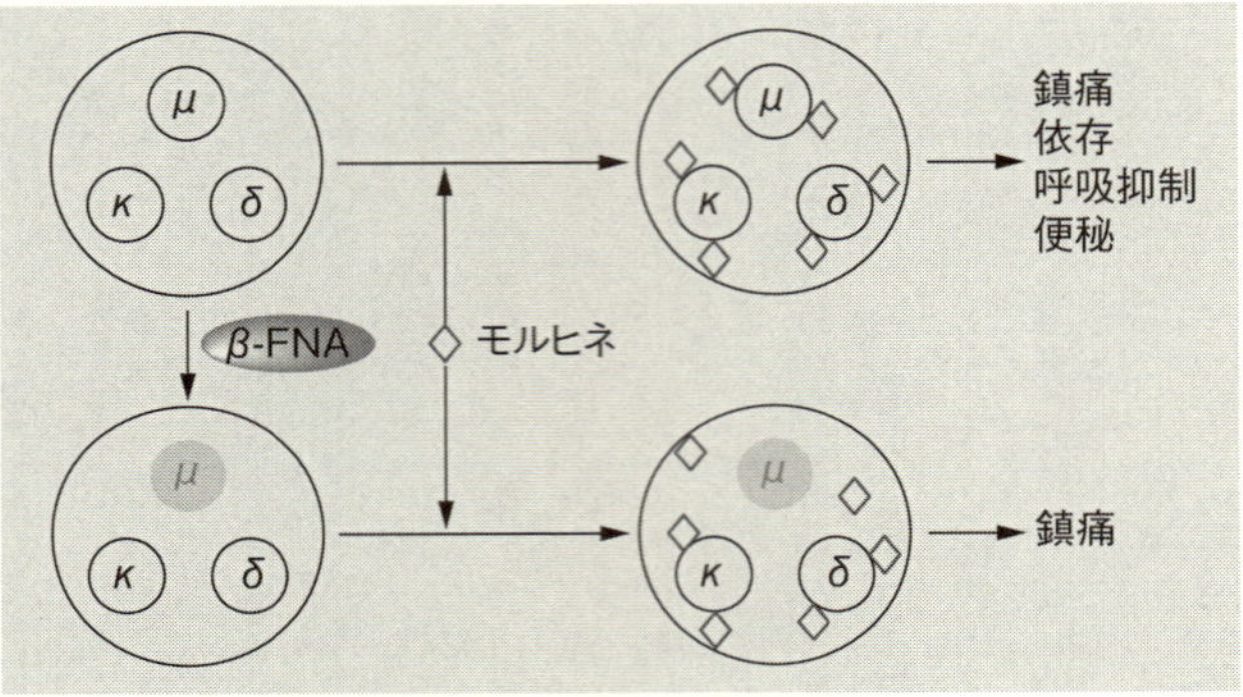

図6-5　β-FNAによるμ受容体選択的ブロックの実験

ルヒネ様物質が発見された。内因性なので依存性はないだろうと期待され、誘導体が創られたが、やはり依存性があった。

それまでの研究を通じて、オピオイド受容体が1つだけでは、従来ある薬の薬理作用を完全に証明できないことが示唆されており、76年Martinらが、少なくとも3種のタイプ（μ《ミュー》、κ《カッパ》、σ《シグマ》）が存在することを報告している（σは後にオピオイド受容体から除外され、代わりにδ《デルタ》が提案された）。

ある受容体を不可逆的に阻害する物質を用いれば、その作用が確認できる。ポルトギーゼは、μ受容体の拮抗薬としてβ-FNA（β-フナルトレキサミン）を見つけると、Woodらはこれを用いて、μ受容体を完全ブロックしたラットにモルヒネを投与する試験を実施。κ、δ受容体を介して鎮痛作用は発現するが、依存性はほとんど発現しないことを82年に報告した（図６－５）。

この実験により、κやδの作動薬であれば、依存性のない鎮痛薬ができる可能性が示唆された。留学中の長瀬は、さらに詳細にκ、δ受容体の作用を解明するために必要なκ、δ受容体の拮抗薬を、世界で初めて創製することに成功した。

86年、長瀬は成果を携えて、意気揚々と帰国。「世界のどこの会社よりも強みがある」と説いて、社内にオピオイドのプロジェクトを立ち上げようとしたが、またも反対に遭う。「麻薬を扱えば繊維に傷が付く」というのが、当時の会社の言い分だった。長瀬は、社の幹部を連れて社外のオピオイドの専門家を訪ね、「μ受容体でなく、κ、δ受容体であれば、薬にしても大丈夫」というお墨付きを与えてもらった。

依存性のない夢の鎮痛薬ができれば、世界が市場になると見込まれたが、競争も世界が相手だ。82年アップジョン社が先陣を切り、オピオイドκ受容体の作動薬としてU－５０４８８Hを発表した。１００社以上が参加して、その類似体の開発レースが始まった。しかし、ほとんどが脱落。というのも、依存性がない代わりに、嫌悪性が出たのだ。服薬した患者は、激しい幻覚や幻聴が生じたために飲むことを嫌い、試験は打ち切られた。

長瀬は、最初から独自のドラッグデザイン（分子設計）を試みた。U－５０４８８Hのまねをしても特許に阻まれ、太刀打ちできない。内因性の脳内ペプチドに倣うべきだと、それらに共通するチロシン構造にこだわった。最適化のプロセスは複雑だったが、κ受容体作動薬としてナルフラフィン塩酸塩に至った。ナルフラフィンは、マウスやモルモットの腸管を電気刺激して起こる収縮を用量依存的に抑制するなど、κ受容体に高い選択性を示した。そして、依存性、嫌悪性を調べるための試験（条件付け場所選好試験）において、依存性ばかりではなく、幻覚・幻聴につながる嫌悪性も示さなかった。

満を持して、94年に術後疼痛を対象として臨床試験に進む。だが、結果はさんざんだった。薬効確認の第Ⅱ相試験において、被験者に鎮痛をもたらす量を投与すると、試験後に車を運転できないほどの鎮静が襲った。鎮静作用が強すぎて、不適格だとダメ出しされ、長瀬は狼狽した。会社からの期待が落胆に変われば、自分のクビだけでは済みそうもない。

だが、試験に携わった臨床医が発した言葉が、起死回生のヒントとなった。

「モルヒネを服用した患者は強い痒みを訴えることがあるが、ナルフラフィンだとまったく痒みを訴えない」

掻痒治療薬として復活したナルフラフィン

κ受容体作動薬もμ受容体作動薬も、ともに鎮痛作用を持つが、それ以外の作用は反対であることが多い。μ受容体作動薬がモルヒネと同様の痒みを出すならば、κ受容体作動薬には痒み抑制作用があるかもしれない。それを調べるには、痒みを定量化して測定しなくてはならなかったが、折しも、富山医科薬科大学（現・富山大学）の倉石泰《くらいしやすし》らが、マウスの引っ掻き行動に基づく痒みの評価系を確立していた。痒みを誘発させたマウスに、ナルフラフィンを投与すると、引っ掻き行動は生じなかった。

しかし、疑問もある。はたして痒み止めなどは、薬として十分な需要があるのだろうか。長瀬は、蚊に刺された痒みしか想像できなかった。

そこに、吉報がもたらされる。

繊維技術に強みを持つ東レは、中空糸を用いて、腎臓の代わりに血液を濾過する人工腎臓（ダイアライザー）も手掛けていた。血液透析に欠かせない装置である。担当者によれば、血液透析を受けている患者の大半は重篤な痒みを発しているが、既存薬はほとんど効かないということだった。そこで、動物試験のデータを透析専門医に見せると、優れた痒みの抑制効果に目を見張り、臨床試験をみずから買って出るほどの強い関心を示した。なぜ、血液透析に伴って痒みが起こるのかは明らかではないが、夜も眠れないほどの重篤な中枢性の痒みが起こる。抗ヒスタミン薬、抗アレルギー薬、保湿薬、外用ステロイド薬などの治療法では効果が不十分な場合があり、透析医は患者の訴える不満につねに悩まされていた。痒みの強さに耐えかね、トイレ掃除用のブラシを使って背中を掻き、傷ついた背中はかさぶただらけ、という患者もいたほどだ。

血中の脳内モルヒネの濃度を測定してみると、腎透析患者ではμ受容体に作用するエンドルフィンが多いが、κ受容体に作用するダイノルフィンは減っていた。そこで、κ受容体に作用する物質を補えば、痒みは消えるのではないかと期待された。用量は、痛み止めには40μgが必要だが、痒み止めであれば2・5〜5・0μgで十分であり、鎮静作用も問題にならないはずだ。

ヒトへの投与は、まず、オープン試験（被験者・医師双方がどの薬が割り当てられたかを知っている）で行われ、重篤な痒みを訴えていた患者6人の痒みが、いずれも治まった。さっそく、偽薬（プラセボ）を含めた二重盲検試験による治験が組まれた。当初は症状の軽い患者を集めたことから、プラセボ効果（本来効果のない偽薬でも効果が出る）で、被験者全員の痒みが消えてしまった。改めて、症状の重い患者ばかりを集めて試験を行うと、明確な有意差が出た。

ナルフラフィンは、掻痒症治療薬として鮮やかに復活を遂げ、2009年、『レミッチ』カプセルとして、東レの提携先の日本たばこ産業（JT）グループの鳥居薬品から発売された。レミッチ（REMITCH）は、痒み（itch）を取り除く（remove）という意味である。適応は「血液透析患者における掻痒症（既存治療で効果不十分な場合に限る）」とされた。

長瀬の喜びはひとしおだったが、難点は、2・5μgの1カプセルで1745・10円（09年当時）と薬価が高いことだ。透析治療の自己負担は、収入により1ヵ月1万〜2万円で収まるが、保険財政にとっては負担となる。しかし、レミッチの奏効率は約80％と高く、効かない薬が多数処方されていたという問題を解消でき、患者の生活の質（ＱＯＬ）は大きく向上する。

依存性のイメージを払拭するにつれて、レミッチは売り上げを伸ばし、年間２００億円を超すヒット商品となった。最も多い副作用は不眠だが、投与時間を考慮することで回避できる。

原発性胆汁性胆管炎（ＰＢＣ）やウイルス性の肝炎の患者も、強い痒みを発することがある。レミッチは、15年には「慢性肝疾患患者における掻痒症」、17年には「腹膜透析患者における掻痒症」への効能が追加承認された。いずれも、既存治療で効果不十分な場合に限るとされた。今後は、アトピー性皮膚炎への適応拡大も検討されているほか、唯一のκ受容体作動薬としてモルヒネ（μ受容体作動薬）耐性の患者の痛みに対する鎮痛補助薬としても期待され、欧米への導出も模索されている。

長瀬は、ナルフラフィンが確実に薬になることを確信した後、基礎研究所から発展した医薬研究所長を最後に東レを辞め、04年北里大学薬学部教授に就任。13年から筑波大学に移り、柳沢正史の発見したオレキシンから〝第三の創薬〟に挑んでいる（２１４ページ参照）。

痛みに比べて、痒みの解明は進んでいなかったが、レミッチが出たことで痒みの基礎研究も前進している。長瀬らは、引っ掻いて痛みを与えたり、冷やして刺激を与えると、痒みの緩和に機能するＢ５-Ｉニューロンという神経を見つけた。脊髄のＢ５-Ｉ神経を刺激すると、内因性オピオイドのダイノルフィンを放出して痒みが抑制されるため、無意識に引っ搔く行動を取っているといえる。

ベラプロストナトリウム、ナルフラフィン塩酸塩とも、日本薬学会の創薬科学賞など、数々の賞に輝いた。だが、長瀬には、まだやるべき仕事がある。κ受容体作動薬から鎮静性を分離し、モルヒネを超える鎮痛薬にすることも諦めていない。その構造設計のヒントもつかんでいる長瀬は、今も創薬に情熱を注ぐ。

長瀬 博氏に **聞く**

創薬の基本は、機械に頼らず、薬理データを丹念に何度も読むこと

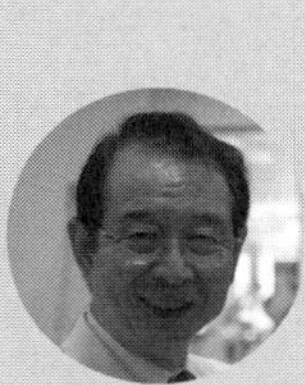

――製薬企業で2つの創薬を成し遂げた成功要因は。

『ドルナー』『プロサイリン』は、ビギナーズ・ラックでできたが、それがあったために留学につながり、論理的に究めることで『レミッチ』を創ることができた。

唯一成功のコツがあるとしたら、つねに前進しながら勉強したことで、それがニッチな製品につながった。東レならではの環境もあり、基礎研究所は、闇研究ではあったが自由な研究を続けられた。『フエロン』（インターフェロンベータ）まで立て続けに自社の薬を出すことができ、医薬品を事業の柱に据えるようになった。その後は短期

の成果が求められるようになり、足踏みしているが、東レならではのニッチな製品開発に立ち返り、世界に先駆けてやっていかないと成功しない。

――薬創りの手法は進化しているか。

現代は、コンピューターを用いたドラッグデザインやハイスループット・スクリーニング（高速で自動的に化合物を選別する方法）が主流だ。しかし、これが足かせになって、研究者は既存の理論にこだわりすぎてみずから考えることを停止している。創薬の基本は、薬理データを丹念に何度も見ること。薬に関してはコンピューターより人間のほうが複雑な知識を持っているので、集積として知見を導き出すべきだ。コンピューターは、人のインプットする情報に応じてしか情報を出すことができない。

――オレキシンからのナルコレプシー治療薬にも期待がかかる。

創薬に着手するには、2つの原則を満たしていなくてはいけない。まず、創薬標的（受容体または酵素）がはっきり見つかっていること。そして、生体内分子があることだ。オレキシンは、マウスの実験からナルコレプシーとの関係が明確で、大きな可能性を見いだしている。アカデミア発の創薬は、薬を育てながら人も育てられる。

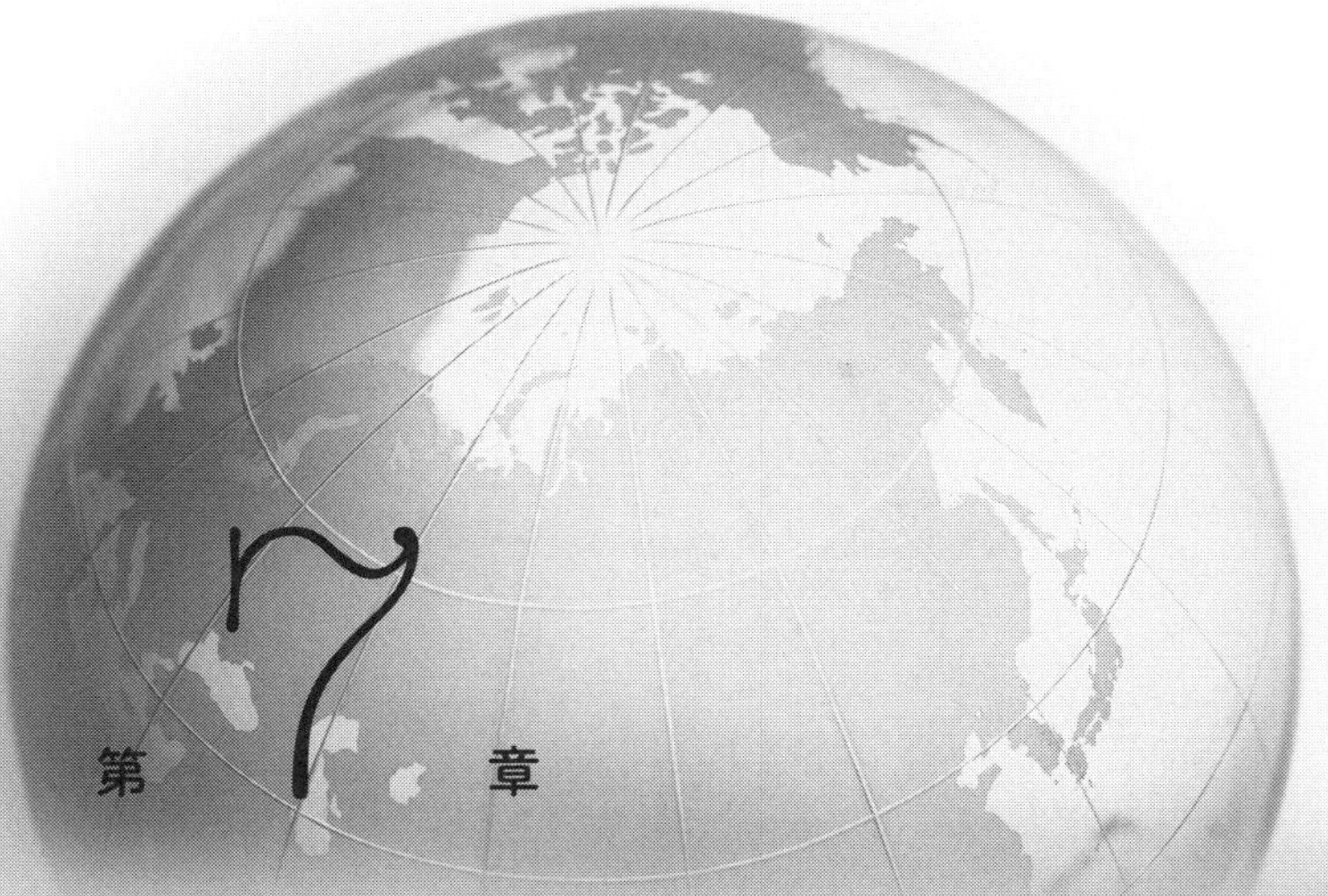

第7章

難病もよくある病気も

フィンゴリモド塩酸塩

免疫抑制薬

生薬「冬虫夏草」の成分を用いた多発性硬化症治療薬

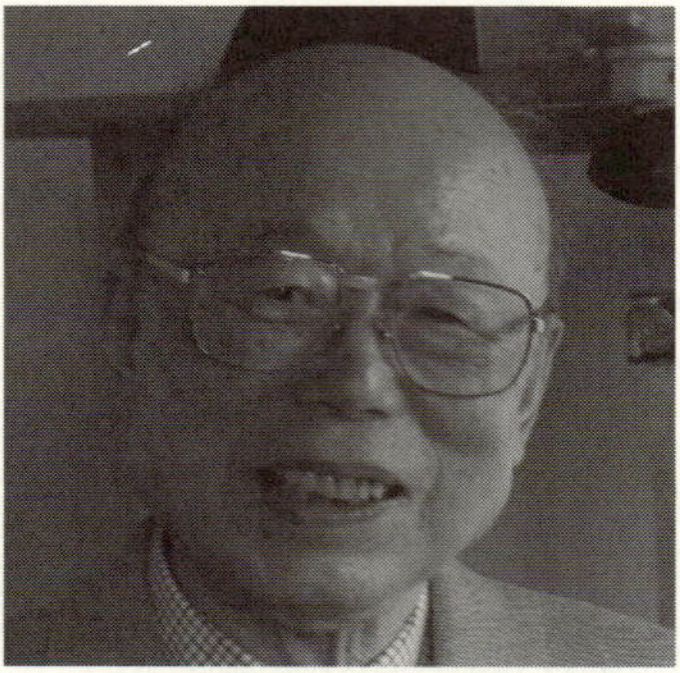

藤多 哲朗

●

ふじた てつろう

1931年京都府生まれ。53年京都大学医学部薬学科を卒業。55年同大学院修士課程修了。65年京都大学薬学博士号授与。59年京都府立医科大学助手。63年京都大学化学研究所助手、67年同助教授。69年米国バージニア大学留学。73年徳島大学薬学部教授。85年京都大学薬学部薬用植物化学講座教授。94年定年退官。95年摂南大学薬学部教授。2017年1月1日永眠

多発性硬化症（multiple sclerosis：ＭＳ）は、若年成人では最も患者数が多い神経難病で、厚生労働省の特定疾患にも指定されている。本来外敵を排除するために働く免疫系が自己を攻撃するようになる自己免疫疾患であり、中枢神経の神経線維を覆っている髄鞘《ずいしょう》（ミエリン）が変性・脱落し、それに伴って脊髄や視神経の障害などが現れ、再発と寛解を繰り返すなどして進行していく。近年、２種類のインターフェロン（ＩＦＮβ−１ａおよびβ−１ｂ）製剤が、自己注射薬として使えるようになり、再発や進行の防止に一定の効果を挙げているが、治療には限界があった。２０１１年、生薬「冬虫夏草《とうちゅうかそう》」の成分を起源として、薬用植物化学の研究者と企業が共同で開発した新たな経口免疫抑制薬フィンゴリモド塩酸塩（『イムセラ』『ジレニア』）が発売され、治療の選択肢を広げている。

菊栽培農家の皮膚炎から免疫に興味

この物質を探り当てたのは、京都大学薬学部教授だった藤多哲朗である。古都・長岡京の薬局の跡取り息子だった藤多は、１９４９年に新制の京都大学医学部薬学科に入学後、生薬の研究に取り組んでいた木村康一《きむらこういち》から植物採集の指導を受けた。大学院では刈米達夫《かりよねたつお》の生薬学教室に入り、エンメイソウ（延命草）の苦味成分の構造決定に挑み、京都府立医科大学の助手などを経て、73年に徳島大学薬学部教授となってからもその研究を続けていた。

当時、徳島県の菊栽培農家では、菊汁による接触性皮膚炎が問題になっていた。その原因物質探求に関わったことがきっかけで、免疫反応に興味を抱いた。徳島はシイタケ栽培も盛んで、シイタケに害を与える菌の研究にも取り組む中で、*Trichoderma polysporum* という真菌がペプチドを産生していることを突き止めた。当時この菌は、免疫抑制薬として用いられていたシクロスポリンを産生する菌と同じと考えられていた（後に、シクロスポリン産生菌は分類学上、別の属名に変更された）。

このとき藤多は、昆虫に寄生する真菌類の中にも、免疫抑制に関係するものがあるだろうと思い至った。それが冬虫夏草だった。

冬虫夏草の免疫機能抑制作用に注目

冬虫夏草は薬膳などにも用いられ、珍重されている生薬で、狭義にはオオコウモリガと呼ばれるガの幼虫に寄生するフユムシナツクサタケ（*Cordyceps sinensis*）を指し、チベットや四川・雲南地方などの高地原産である。冬場に土中に潜入した昆虫に寄生してその細胞を栄養分とし、夏になると草のように棒状の担胞子体（子実体）が地上に現れるために、「冬虫夏草」の名がある（図

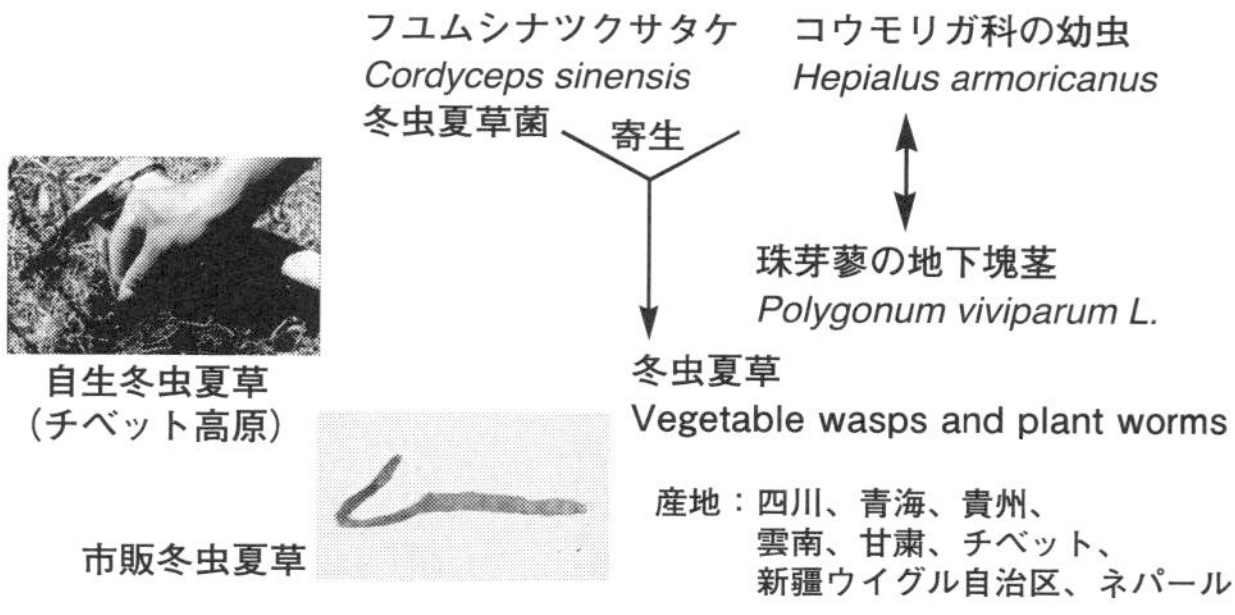

図7-1　冬虫夏草の生態

7－1）。

昆虫は、獲得免疫を持たないが、自然免疫によって体外からの異物の侵入を防いでいるとされる。しかし、藤多は、1年にもわたり菌が昆虫と共生しているのならば、その間は昆虫の免疫様機能を抑制しているかもしれないと考えた。新たな免疫抑制物質の発見を目指し、冬虫夏草について本腰を入れて研究しようと考えたのは、1985年、母校・京大の教授となって、京都に戻る道すがらであった。

漢方医学の基礎理論である陰陽五行説では、宇宙の万物は陰陽のいずれかと、木（肝、酸）、火（心、苦）、土（脾《ひ》、甘）、金（肺、辛）、水（腎、鹹《かん》）の五元素（五臓、五感）の盛衰に支配されていると説く。

冬虫夏草は、清時代の記述によれば「甘」であるので「土」に属し、臓器は「脾」である。「脾臓」に入ると、「肺臓」と「腎臓」を補強し得るはずだ。脾臓は体内で最大のリンパ器官でもあり、免疫機能とも密接に関連していることから、冬虫夏草の免疫様機能への働きが示唆された。

冬虫夏草からの創薬は、ドン・キホーテのような突拍子もない発想に思えた。しかし、幸いなことに、菌の培養技術を持つ台糖（現・三井製糖）が、関心を寄せてきた。さらに生理活性を測るための協力者を探して大学の先輩などのつてを頼ってさまざまな製薬企業を訪ねた中で、吉富製薬（現・田辺三菱製薬）が興味を示した。

生物資源バンクの菌で免疫抑制物質をスクリーニング

米国には、ＡＴＣＣ（American Type Culture Collection）という、世界最大の生物資源バンクがある。ここから台糖がさまざまな菌を入手して培養液を作り、その活性を調べる研究がスタートした。ある菌が免疫反応を抑制する活性を持っているかどうかをスクリーニングするために、リンパ球混合反応を利用した実験系を組み立てた。まず、２つの個体のリンパ球を試験管内で混ぜて培養する（混合培養）。リンパ球は、細胞膜上に発現する主要組織適合遺伝子複合体（major histocompatibility complex：ＭＨＣ）という分子を目印にして、その型の違いによって自己と非自己を区別している。免疫反応によって、互いに相手を異物（非自己）と認識すると、リンパ球は活

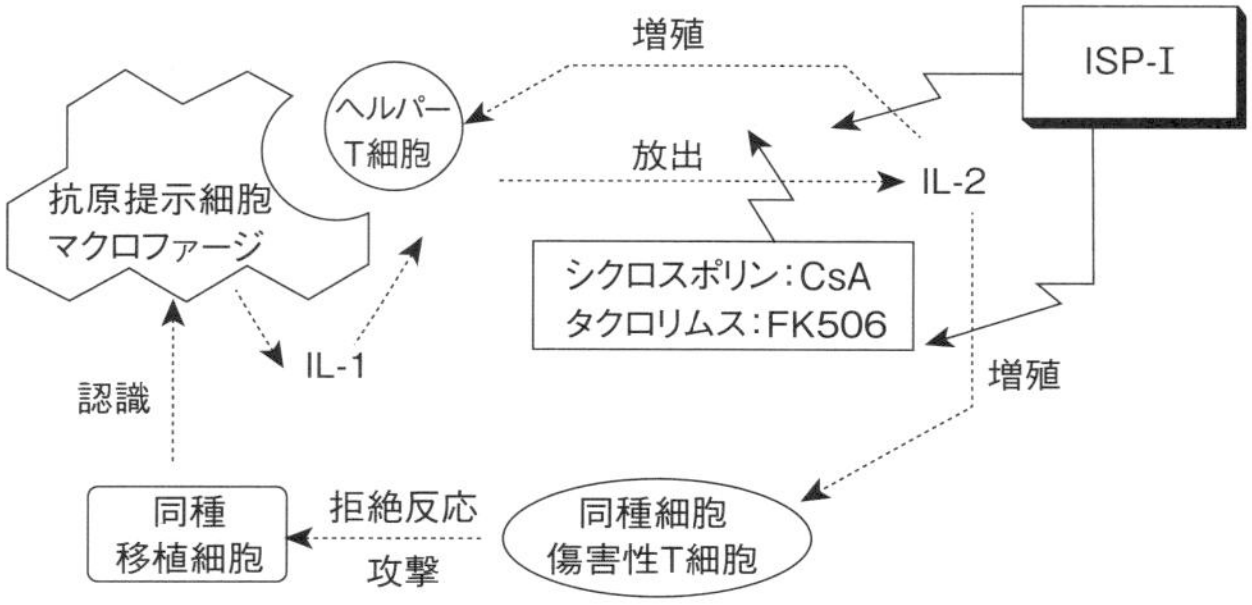

図7-2　免疫抑制物質ISP-I（FTY720のリード化合物）の作用点

性化され攻撃に備えて増殖する。そこに菌の培養液を加えて、もしこうした免疫反応が抑えられれば、その菌は免疫抑制活性を持つ物質であると分かる。

1年がかりで、冬虫夏草の一種である、ツクツクボウシの幼虫に寄生する*Isaria sinclairii*の培養液から、シクロスポリンの3〜4倍という免疫抑制活性を持つ物質の単離に成功すると、それはＩＳＰ-Ｉ（*Isaria sinclairii* の product I）と名付けられた。

ＩＳＰ-Ｉは、シクロスポリンおよび日本で発見されたタクロリムスという既存の2つの免疫抑制薬とは、異なった作用機序を示した。いわゆる拒絶反応では、非自己を認識すると抗原刺激を受けて、リンパ球のうち免疫反応の司令塔であるT細胞が活性化され、細胞傷害性T細胞（キラーT細胞）が異物（移植片）を破壊しようとする（図7-2）。T細胞が活性化されるためには、ヘルパーT細胞が産生する生理活性タンパク質（サイトカイン）の一つ、インターロイキン-2(IL-2)が必要だが、シクロスポリンとタクロリムスは、IL-2の産生を特異的に抑えることで拒絶反応が起こらないようにする。

これに対して、ISP-Iは、体内の信号伝達物質スフィンゴシン1-リン酸(S1P)の前駆体スフィンゴシンの生合成を抑制していると推測された。つまりIL-2の産生は阻害しないが、T細胞の増殖を引き起こす過程を阻害すると考えられた。シクロスポリンやタクロリムスは副作用として腎障害を生じることがあるが、これも抑えられると分かった。吉富の若手研究者だった千葉健治《ちばけんじ》との共同研究が進んだことで、ISP-Iのさまざまな性質が解明されてきた。

藤多らは1990年、ISP-Iの化学構造式を発表したが、実はそれよりはるか前、72年に抗カビ作用を有する天然物としてミリオシンという物質が報告されていることが判明した。それはISP-Iとまったく同一の構造であった。

これには落胆したが、ミリオシンは薬になっておらず、免疫抑制作用があるとする報告もなかった。そこで、ISP-Iを、免疫抑制の活性と薬理作用を持つリード化合物(新薬の候補物質でさらなる最適化の出発点となる化合物)として、有効性と安全性を高めるように、化学構造の変換を試みた(図7-3)。

まず、官能基の単純化を目指し、ケトン基を消した。さらに、脂肪酸があると水に溶けないため、カルボキシ基(—COOH)をアルコールに還元した。また、上向きと下向きのヒドロキシ基

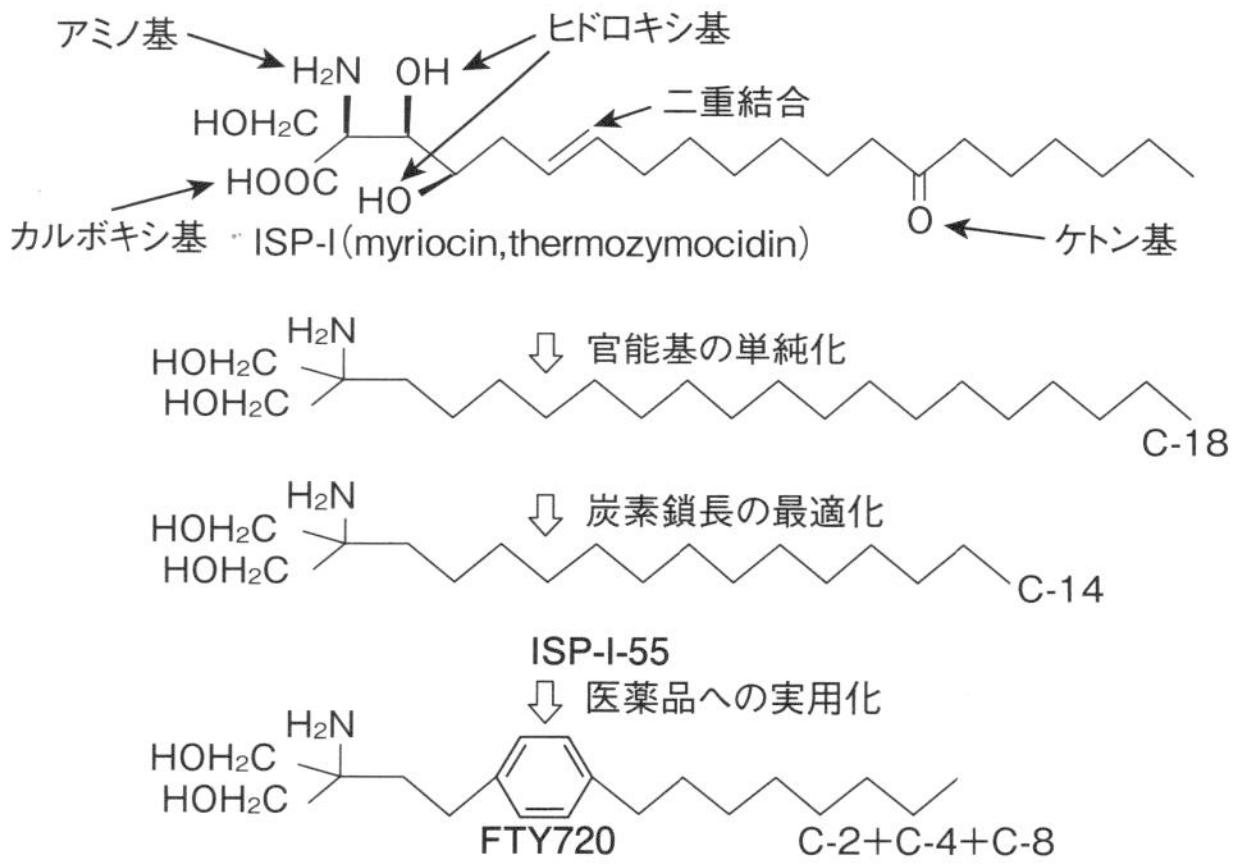

図7-3　免疫抑制活性物質ISP-Iの構造単純化

（—OH）も、活性のために必須でないとされ外された。天然物分子の立体配置は大半が不斉であり、原子の立体的な配列が対称性を持たない。医薬品にするには不斉合成が必要で、鏡像異性体の一方のみを選択的に合成しなくてはいけないという常識を覆すものだったが、不斉炭素原子（4個の互いに異なる置換基と結合した炭素原子）がないシンプルな構造となったことで、合成プロセスが簡略化されて有利になった。

　次に生体膜を透過させられるようベンゼン環を導入しながら、炭素鎖の最適化を図った。側鎖の長さは14が最適で、ベンゼンの位置も決まった。ミリオシンに比べて有効性は高く、毒性はきわめて低い化合物となり、藤多のF、台糖のT、吉富のYをとって、「ＦＴＹ７２０」と名付けられた。

後にフィンゴリモド塩酸塩という一般名で呼ばれることになったＦＴＹ７２０は、作用機序が異なるシクロスポリンなどと併用ができる。マウスの心臓や皮膚移植の実験で併用すると相乗効果が認められ、移植片が高い生着率を示したことで、拒絶反応を抑える新たな免疫抑制薬として大きく期待された。

ＦＴＹ７２０を投与したラットの末梢血では、リンパ球（ＣＤ３陽性Ｔ細胞）の数が急速に低下した。10㎎／㎏を投与すると、24時間でほぼゼロになった。このリンパ球は、正常時には血管系とリンパ小節などの二次リンパ組織の間をたえず循環して、異物の侵入を監視している。ところがＦＴＹ７２０の投与により、「リンパ球ホーミング（homing）」という作用が起こり、末梢血のリンパ球は、リンパ小節（リンパ節・パイエル板）に集合して停留させられる。このために、移植片への攻撃、すなわち拒絶反応が阻害されていると考えられた。

藤多らは、こうした学術上の成果をいち早く論文にしたかったが、ＦＴＹ７２０の物質特許が成立するまでは、発表を待たなくてはならなかった。

95年以降、ＦＴＹ７２０の薬剤としての開発は、吉富製薬から、サンド（現・ノバルティスファーマ）社に委ねられた。同社は、シクロスポリンを製剤化しており、豊富な経験があった。しかし、別の化合物をシクロスポリンと併用できる免疫抑制薬として開発中で、自社内での競合を避けるため、ＦＴＹ７２０には別の用途を検討していた。そこで対象となったのが、神経難病の多発性硬化症（ＭＳ）で、脱髄病巣にはリンパ球やマクロファージの浸潤が見られることなどから、免疫系が髄鞘を攻撃する自己免疫疾患と考えられている。

ＭＳのモデル動物として、自己免疫性脳脊髄炎ラットを使った動物実験では、ＦＴＹ７２０を０・１および０・３㎎／㎏／日を４週間にわたって反復経口投与したところ、再発が有意に抑制されるなどの良好な結果を収めた。

また、ＦＴＹ７２０の標的分子も解明され、一連の機序が２００４年までに明らかになった。スフィンゴシンを体内でリン酸化しＳ１Ｐに変換するスフィンゴキナーゼという酵素によって、スフィンゴシンと類似の構造であるＦＴＹ７２０は、投与後に体内でリン酸化される。これが、Ｓ１Ｐに代わってＳ１Ｐ受容体に結合すると、前出のリンパ球ホーミングが起こり、リンパ球の体内への循環が阻止されて免疫応答が抑制される。こうした免疫調節の仕組みは、自己免疫疾患の治療に有用と思われた。

臨床試験は、欧米ではノバルティスファーマ、日本国内では同社と田辺三菱製薬との共同で再発と寛解を繰り返す再発寛解型のＭＳ患者を対象として実施された。最終段階の第Ⅲ相試験は、実際の治療に近い形で有効性と安全性を検証するものだが、ＦＴＹ７２０の０・５㎎の一日１回投与によってＩＦＮ‐βを上回る有効性が示された。ＭＲＩでは、脳萎縮抑制効果も確認された。

こうして、FTY720は2010年のロシアを皮切りに、欧米、日本など50以上の国と地域で承認され、『イムセラ』(田辺三菱製薬)/『ジレニア』(ノバルティスファーマ)0・5mgカプセルとして発売された(現在は80ヵ国以上で承認)。イムセラ(IMUSERA)は、Immuno(免疫の)+Therapy(治療)が、その命名の由来となった。12年にはブロックバスター(年間10億ドル以上を売り上げる大型新薬)となっている。

摂南大学の河野武幸《こうのたけゆき》らは、藤多との共同研究によって、重症筋無力症、アトピー性皮膚炎、1型糖尿病の予防や治療薬としての有用性について、モデル動物を用いた実験でFTY720の効果を検証しており、今後の適応拡大についても期待がかかる。これらの疾患では、むしろ発症前の投与で効果が高いことが知られており、将来は遺伝子診断と組み合わせて、予防的な投与の可能性もある。

実は、藤多自身も、1997年頃から自己免疫疾患の一つである肺線維症に見舞われた。みずからの薬を試してみたい思いにも駆られたが、動物実験で予防投与は有効でも、発症後は増悪するとの結果も出ており、それはかなわない。その代わりというわけではないが、焼酎漬けの冬虫夏草を愛飲していた。

イムセラが大きく育って、多くの特許料がもたらされるようになったが、すべて後進の研究費として還元しており、遺言にもそう記した。寄付金を基に、日本きのこセンター菌蕈《きんじん》研究所は、鳥取大学菌類きのこ遺伝資源研究センターと共にきのこの共同研究を推進している。また、かつて勤務していた徳島大学薬学部では、学生が創出した新規アイデアの実現や社会への還元を目的とした助成事業が創設されている。フィンゴリモド塩酸塩は、２０１２年の日本薬学会創薬科学賞をはじめ、いくつもの賞を受賞した。

藤多の父は、戦中・戦後の食糧難時代、酵母（イースト菌）からビタミン剤を製造するなど、創薬への探求心も旺盛で、「薬剤師は薬のアイデアを出さなくてはあかん」が口癖だった。薬局は父の代で畳まざるを得なかったが、藤多は、子どものころ実家の薬局で、そして薬剤師になった後はアルバイトを通じて患者と接し、父から託された思いを形にした。

オリジナルな薬が形になったという大きな達成感と、これまで特効薬のなかった難病患者の治療に貢献できるかもしれないという充足感に満たされた後半生だった。藤多は、長年の病を押して、11年まで摂南大学薬学部で教鞭を執るなど、創薬の成功体験を直接学生に伝える機会を楽しみにしていたが、17年元日、86歳で命が尽きた。その思いは後に続く研究者たちに受け継がれている。同大には16年、藤多哲朗記念臨床研究センターも設置された。

藤多 哲朗氏に **聞く**

日本の創薬環境は極端に振れがち。短期的な「成果主義」を憂う

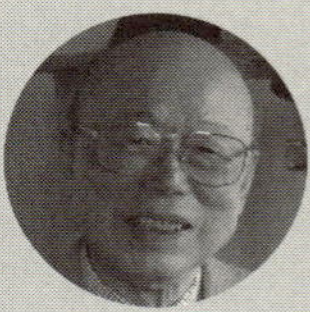

――創薬に産学協同が奏功した要因は。

自分は、研究を統括して、いろいろな方向性を示唆する役回りだったが、人の縁に恵まれ、運も良かった。

ＩＳＰ-Ｉの特許を申請した頃は、学問の自由を訴え、「産学協同反対」の看板が立っているような時代で、大学関係者からは否定的な意見もあった。今はまったく正反対で、連携を叱咤され、極端過ぎる方向に振れている。当時の京大はのんびりした研究風土があった。成果主義だけでなく、ゆとりも大切だ。

――薬には功罪がある。

自然界に接して、天然物を研究してきた身として、薬はなるべく飲まないほうが良いというのが実感だ。私も多くの薬を飲んでいるが、一つの薬を飲むとその副作用で薬が増えることがある。天然物だから安全というわけではないので、選ばないといけない。

――創薬を目指す後進の研究者には、どんなことを伝えているか。

古いものも大事にしなさいと言う。明治維新以来、日本は西洋医学一辺倒で来たが、民族によって病気に対する考え方や薬の範囲もさまざまで、現地に行き、薬や病気の調査をすることも大事だ。

ハイスループット・スクリーニング（高速で自動的に化合物を選別する方法）やコンビナトリアル・ケミストリー（組み合わせを利用して多種多様な化合物を短期間で合成する化学）が進歩すると、データが膨大になるが、目指すものを見つけるためには、結局、目利きが重要になる。

（インタビューは2014年5月7日に実施）

タムスロシン塩酸塩

産学連携が生んだ前立腺肥大症治療を変えた薬

排尿障害改善薬

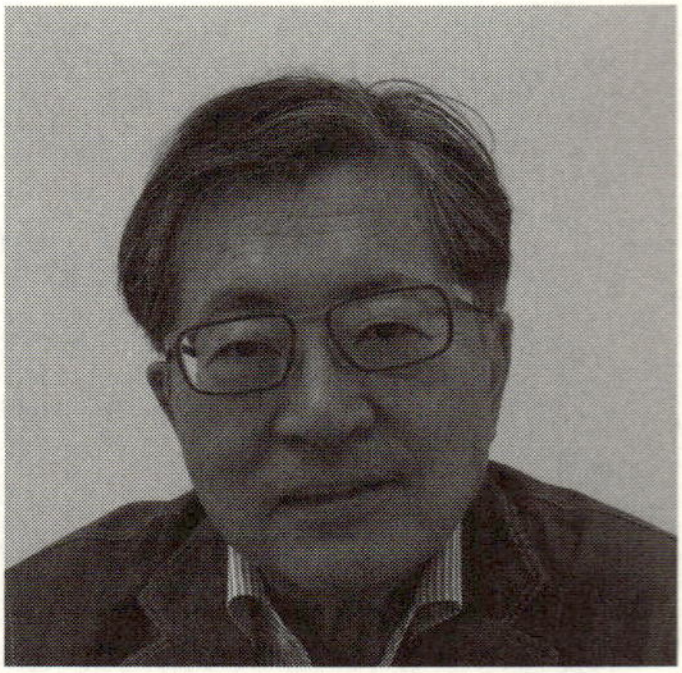

竹中 登一

●

たけなか とういち

公益財団法人ヒューマンサイエンス振興財団会長。1941年愛知県生まれ。64年岐阜大学農学部獣医学科卒業、山之内製薬入社、中央研究所研究員。93年同取締役創薬研究本部長。2000年同代表取締役社長。05年アステラス製薬代表取締役社長。06年同代表取締役会長。1980年東邦大学より医学博士号授与。2006年岐阜大学より名誉博士号授与。2009年より現職。15年日本医療研究開発機構プログラムディレクター

男性の膀胱の下には、尿道を取り囲むようにクルミ大の前立腺があり、精子を保護し運搬するための前立腺液を作っている。前立腺は加齢に伴って徐々に肥大し、尿道を圧迫して排尿障害を起こす。尿意が切迫すると生活の質を損ね、最終的に腎不全にもなりかねない。

かつては、肥大した前立腺を切除する外科的治療が主流であったが、1993年、世界で初めての交感神経α_1受容体遮断薬が発売されたことで、治療の中心は服薬するだけの内科的治療へと大きく様変わりした。この薬は、山之内製薬（現・アステラス製薬）が発売した『ハルナール』（タムスロシン塩酸塩）で、発明したのは、後にアステラス製薬の社長・会長を務めた竹中登一である。

1960年代から産学連携を模索

竹中登一は、太平洋戦争開戦の年（1941年）の暮れ、かつての城下町、愛知県刈谷市に生まれた。昆虫採集に親しんで育ち、通っていた中学校が文部省（当時）の理科指定校となって実験室が整備されたことで、実験の楽しさに目覚めた。

チョウを追いかけ、その形態学の研究でもしつつ暮らしたいと将来を思い描いていたが、地元の名門企業、トヨタ自動車に勤めていた父親は、大学は工学部に進むことを勧めた。戦後の復興が進む中、工学部ブームだったが、竹中は数学が得意ではなく、自分の興味に近い学問を修めつつ、国家資格（獣医師免許）も取ればいいだろうと、岐阜大学農学部獣医学科に進むことで、父も納得した。

獣医学はおもしろかったが、牛や馬などの大型動物は苦手だった。野球部の練習に打ち込んで学生生活を謳歌し、薬理学教室の教授から麻雀に誘われた縁で、次第に薬理学にも傾倒していった。64年、卒業時に選んだ就職先が山之内製薬、業界では10位の中堅企業だった。61年に国民皆保険制度がスタートし、海外からの導入品に頼っていた日本の製薬企業にも、自社研究開発の気運が芽生え始め、同社にも研究所ができた年、研究員としての採用だった。

当時、国産薬の研究開発は手探り状態だった。製薬企業に〝製薬〟技術はあっても、ゼロから生み出す〝創薬〟の技術はまだ十分育っていなかった。〝資本家は悪〟と、大学と企業との共同研究が敵視されていた時代だったが、竹中は、いち早く〝産学連携〟を模索。個人的なつてを頼りに、東京大学薬学部の加藤仁《かとうひとし》や、熊本大学医学部の岳中典男《たけなかふみお》といった薬理学者の元へ通い、実験方法を学んでいった。当時は新規物質の探索研究と言っても、実際に生体に与えてみて反応を示すかどうかを指標とするというシンプルなものだった。

竹中は68年、イヌを用いたスクリーニングで、血流を強力に増加させる物質（ＹＣ－４）を発見した。１８８８年にその合成法が報告されていたジヒドロピリジン化合物の一つだ。降圧薬として有望だが、水に溶けにくく光にも不安定なことは、薬にするには致命的な欠陥だった。

竹中は、その水溶性の誘導体（分子構造の一部分を変化させた化合物）を作ることを目指して、1972年には、ニカルジピンの合成に至った。これが81年、高血圧症治療薬『ペルジピン』（ニカルジピン塩酸塩）として、竹中が送り出した最初の薬となり、山之内製薬の歴史を刻む薬ともなった。

ニカルジピンの発見は、いわば、偶然に近い〝幸運〟だったが、薬理学を学んでいた竹中は、それがカルシウム拮抗薬として、血管平滑筋細胞中へのCa^{2+}の取り込みを抑制することにより、血管拡張作用を発揮するという作用機序を突き止め、博士論文（80年に東邦大学より医学博士号授与）とした。ニカルジピンのヒットで、竹中は社内で一目置かれるようになったが、力仕事的なスクリーニングではなく、もっと薬理作用に基づく科学的な創薬をしたいという思いが募っていった。

48年に、米国の薬理学者レイモンド・アールクィスト（Raymond P. Ahlquist）によって、交感神経にはα、βの2種類の異なった受容体があることが突き止められていた。興奮すると、交感神経末梢からは、神経伝達物質ノルアドレナリンが放出され、血管平滑筋の細胞膜のα受容体と結合する。すると、細胞内カルシウム貯蔵部位からのカルシウム放出や、細胞外からのカルシウム流入が起こり、平滑筋細胞内のカルシウム濃度を上昇させて、血管を収縮させる。一方、β受容体は心筋の興奮に関わり、頻脈や心筋負荷などを生じさせる。α受容体とβ受容体の刺激は心臓血管系に悪影響を与えるもので、それぞれに拮抗薬があるが、竹中は「両方をいっぺんに抑えられれば、もっと良い薬が創れる」と考えた。降圧薬としても有望だった。

58年に最初のβ受容体遮断薬としてジクロロイソプロテレノールが発見されていたが、竹中らはその改良に挑んだ。受容体との結合を競合的に阻害する拮抗薬を創るには、受容体と結合するホルモンの構造に似せればいいはずだと、置換基をスルホンアミドやメチル基に組み換えるなどして改良を試みた。こうして76年、α、βの両受容体を遮断するアモスラロールの発見に至り、88年、抗高血圧症薬『ローガン』（アモスラロール塩酸塩）として発売された。当時、『ペルジピン』が年間売り上げ500億〜600億円というヒット商品に育っていた一方で、『ローガン』は新鮮味がないと映ったためか、売り上げはさほど伸びなかった。

竹中のチームの合成化学者は引き続きアモスラロールの周辺を探りたいと、〝闇研究〟（会社の許可を得ていない自主的な研究）を続けていたところ、実はこの物質は、分子構造が鏡合わせの関係にある2分子が同量混ざっているラセミ体であり、一方のR（－）体がβ遮断作用を持ち、もう一方のS（＋）体にα遮断作用があることを解明した。さらに誘導体の研究を続け、β受容体を認識しているOH基を外した物質を合成し、α受容体だけを遮断する物質ができた。

ただ、この脱OHアモスラロールの血圧を下げる作用は不十分だった。新たなα受容体遮断薬は論文として報告したが、降圧薬としては使えないとして、お蔵入りになってしまった。

竹中は執念深く、諦めなかった。毎週月曜日の晩、研究所内で勉強会が開催され、各自がおもしろいと思った論文を発表するのが決まりだった。リーダーである竹中は、勉強会の仲間にα受容体遮断薬の使い道を探そうと呼びかけた。そこで、1人の研究員が発表したのが、フェノキシベンザミンというα受容体遮断薬が、前立腺肥大症患者の排尿障害を改善したというマルコ・ケイン（Marco Caine）らの論文だった（*British Journal of Urology*: Apr；47（2）:193-202, 1975）。

実は60年代から、動物実験により、α受容体刺激薬が尿道平滑筋への収縮作用を持つことは知られていた。麦角アルカロイド（麦角菌が産生するアルカロイド）をはじめ、α受容体遮断薬はいくつも見つかっていたが、いずれも副作用が強く、薬にはなっていなかった。とりわけ、フェノキシベンザミンは動物で発がん性も認められている物質で、ヒトの治療に使おうというのは冒険だった。同社も含め、世界中がこぞって循環器領域に目を向けていた時代に、ケインらの報告は斬新だった（図7-4）。

高齢化が進むにつれ、前立腺肥大症で排尿障害を抱える患者は増加していたが、70年代の治療と言えば、外科的治療による肥大した前立腺の切除か、前立腺細胞増殖に関わる男性ホルモン（テストステロン）の拮抗薬の服用で、尿道を圧迫している前立腺さえ小さくすれば、尿が出やすくなるだろうという発想に基づいていた。

しかし、竹中は、「前立腺が大きいままでも、尿さえ出るようになれば問題ないだろう」と考

1960年代　多くの研究者
実験動物の尿道、前立腺平滑筋はα受容体刺激により収縮する

↓

1975〜78年頃 Caine*
α遮断薬（Phenoxybenzamine）は前立腺肥大症患者の
排尿障害を改善

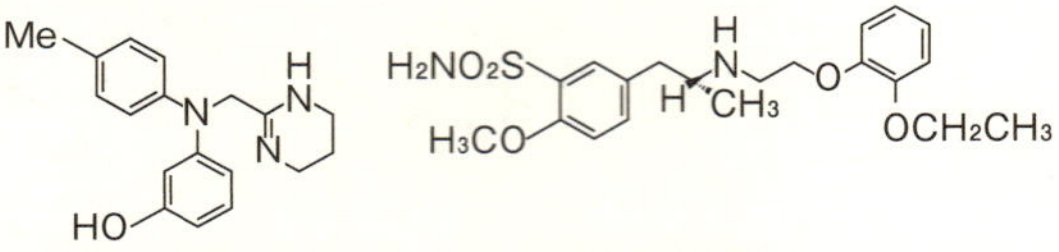

Phenoxybenzamine　　Tamsulosin

*Caine M. et al. : *Br J Urol* 47 (2) : 193-202, 1975 ; ibid 50 : 551-554, 1978

図7-4　下部尿路平滑筋α受容体の薬理と臨床応用

えた。泌尿器科医の協力を得て調べてみると、排尿の困難さは、必ずしも前立腺の大きさとは比例しないことが明らかになった。尿道の圧迫は、α受容体刺激により前立腺の筋肉が過剰に収縮しているためで、そこを解消すれば、尿が流れるはずだ。

こうして、倉庫で出番を待っていたα受容体遮断薬が、改めて脚光を浴びることになった。

74年には、サロモン・ランガー（Salomon Z. Langer）が、α受容体には、α_1とα_2の2つのサブタイプがあることを突き止めていた。α_1受容体は血管、尿道、前立腺などに存在し、平滑筋収縮に関わっている。一方、α_2受容体は中枢神経などに存在し、血管運動中枢での血圧調整などに関わっている。アモスラロール誘導体は、選択的α_1受容体遮断薬であり、α_2受容体に作用

しないため、中枢性の循環系副作用の可能性は低いと考えた。

こうして、竹中らは、アモスラロールから誘導したα遮断薬をリード化合物として合成を繰り返し、80年、ついにタムスロシンを合成、84年に特許成立に至った。尿道内圧を下げる効果が高く、安全性の高い薬であった。ウサギの平滑筋を用いた実験で、タムスロシンはα_1受容体刺激による収縮を抑制した。また、イヌの実験では、タムスロシンのα_1遮断作用は尿道に対して選択的で、血圧を下げない用量で尿道内圧を下げることができた。

臨床開発部門に異動。治験も実施

一日も早くヒトでの臨床試験に進みたかったが、実験動物では有効でも、種差からヒトに効かない薬がたくさんあることを、竹中は承知していた。そこで、ヒトでの可能性を示すデータを蓄えようと、アモスラロール以来の付き合いのある東京大学泌尿器科の河邉《かわべ》香月《かづき》との共同研究から、ヒトの前立腺、尿道の収縮もα_1受容体を介していることを確認した。また、静岡県立大学薬学部の山田《やまだ》静雄《しずお》が、ヒトの前立腺と血管膜標本を用いてα_1受容体との結合率を測ると、ヒト前立腺に高い組織親和性を示した。

しかし、なお社内で臨床開発を進める優先順位は低かった。前立腺肥大症は、生命を脅かす疾患ではない。しかも、当時、前立腺肥大症はあまり認知されていなかった。ヒットメーカーの竹中でも、社内を説得する必要があった。社内の関心が低いこともあって、結局、竹中みずからが、タムスロシンを携えて、臨床開発部門に異動し、臨床試験（治験）を実施することになった。同社の主要品目である『ペルジピン』も消化性潰瘍治療薬『ガスター』（ファモチジン）も国内では売り上げを伸ばしていたが、日本の製薬企業には海外で自社開発するだけの力はなかった。それでも、竹中は、これを世界に通用する薬にしたいと思った。

こうして、日本、欧州、米国、中国で、タムスロシンの前立腺肥大症に対しての臨床試験が実施された。第Ⅱ相では、プラセボ（偽薬）、０・１mg、０・２mg、０・４mgの比較試験を行った。日本では、プラセボを患者に投与することに対して医師の抵抗感が強く、当時の臨床試験は、使用前後での比較しかしていなかった。竹中は、プラセボを入れて、用量依存性（用量に比例した作用の発現）も見るべきだと主張し、河邉らもこれを受け入れた。結果として、試験成績は泌尿器分野では世界最高峰の「Journal of Urology」誌（144 : 908-911, 1990）に掲載され、薬の評価を高めた。

血圧への影響はなく、起立性低血圧を起こすこともないという良好な結果を収めた。しかも、徐放製剤（徐々に薬物が放出されるように設計した薬）にしたためピークの血中濃度が抑えられ、一日１回の服用で、初回投与から固定用量が得られるメリットもあった。

mRNAの量（pg）				
サブタイプ	α_{1A}	α_{1B}	α_{1D}	合計
非肥大前立腺（%）	5.6（63）	0.5（6）	3.1（31）	9.1
肥大前立腺（%）	49.7（85）	0.6（1）	9.2（14）	60.3

東大泌尿器科学 Moriyama et al. : *Histochem. J* : 28 : 283-288, 1996
Nasu et al. : *Br. J. Pharmacol* : 119 : 797-803, 1996
Nasu et al. : *Br. J. Pharmacol* : 123 : 1289-1293, 1998

前立腺のα_1受容体は60%以上がα_{1A}受容体
肥大するとα_{1A}受容体は増加

図7-5　ヒト前立腺におけるα_1サブタイプの分析

前立腺への作用を分子レベルでも解明

治験が順調に進んでいる傍らで、竹中らは、分子メカニズムを深追いしていた。88年には、米国の薬理学者ケネス・ミンネマン（Kenneth P. Minneman）らによって、α_1受容体には、α_{1A}、α_{1B}、α_{1D}のサブタイプがあることが突き止められていた。

東大でｍＲＮＡ（メッセンジャーＲＮＡ）発現量による遺伝子解析を行ったところ、前立腺にあるα_1受容体は、60％がα_{1A}受容体で、肥大するとさらに増加することが分かった（図７-５）。これに対して、α_{1B}受容体は血管に多かった。さらに、ドイツ・エッセン大学と共同でクローニングしたα_1受容体サブタイプ膜標本を用いた研究で、タムスロシンは、前立腺のα_{1A}受容体に対して、血管のα_{1B}受容体の約30倍高い結合率を示し、前立腺に選択的に作用することが分子レベルでも明らかになった（図７-６）。

発現させたα_1受容体サブタイプに対するα_1受容体遮断薬の親和性			
薬剤	親和性Ki（nM）		α_{1A}受容体選択性（前立腺選択性）
	α_{1A}受容体（前立腺）	α_{1B}受容体（血管）	
タムスロシン	0.03	0.87	29
プラゾシン	0.29	0.19	0.66
テラゾシン	8.1	1.9	0.23

Michel M. C. : Facing the Future in Prostatic α_1 Receptors :
SIU : *Academic Journals*, The Netherlands. pp. 6-19, 1996
Essen大学医、薬理、との共同研究

タムスロシンはα_{1A}受容体（前立腺）に選択的
プラゾシン、テラゾシンはα_{1B}受容体（血管）に選択的

図7-6　『ハルナール』の下部尿路選択性の分子メカニズム

こうして、タムスロシンは、『ハルナール』という商品名で、93年日本で発売された。ドイツ語で尿を意味する「Harn」と、尿の出方が「青春時代《はる》」のように良くなる薬剤という意味合いが込められたネーミングだ。米国での治験は、第Ⅱ相の途中まで、提携したイーライリリー社が進めていたが、その後、泌尿器の薬は売れないという判断で中止になり、結局は、山之内の社員が渡米して、治験を完遂した。米国では97年に発売された。

ハルナールで培ったゲノム創薬の経験と、泌尿器科研究のネットワークは、11年に発売された世界初のβ_3刺激による過活動膀胱治療薬ミラベグロン（『ベタニス』）開発へとつながった。膀胱のβ_3アドレナリン受容体に選択的に作用し、膀胱弛緩作用を示すものだ。既存薬は、神経伝達物質のアセチルコリンを阻害して副交感神経系の作用を抑えるもので、抗コリン作用から口の渇きなどの副作用が生じるが、ミラベグロンにはそれがない。

竹中は、2000年に山之内製薬の社長に上りつめた。当時、競争力を高めるために、世界的な製薬企業の再編が日本にも押し寄せていた。合成薬理を得意とする同社が、その伴侶に選んだのが、天然物からの創薬を得意とする藤沢薬品工業である。やはり、研究畑から社長に重用された藤沢薬品工業社長の青木《あおき》初夫《はつお》とは、とことん将来を語り合うことができた。05年、両社の合併でアステラス製薬が誕生すると、青木が会長、竹中は初代社長の座に就いた。

ハルナールは世界90ヵ国以上で発売され、年商2000億円以上のブロックバスターとなり、業界2位となったアステラスの主力製品になった。竹中も、内閣総理大臣発明賞、紫綬褒章など、数々の表彰を受けた。竹中は11年にアステラス製薬の会長職を辞したが、東京大学や京都大学で今も後進の育成に努めるなど、創薬力を強化するために今も力を注いでいる。

2015年に、米国立保健研究所（NIH）をモデルに、医療分野での国の予算を一元化して効率的に研究機関に配分し薬や医療機器開発を促進する司令塔「日本医療研究開発機構」（AMED）が立ち上がった。竹中はAMEDにおいてオールジャパンでの医薬品創出プロジェクトを立ち上げ、プログラムディレクターを務めている。この「産学官共同創薬研究プロジェクト（GAPFREE）」は、アカデミアと産業界の連携を促すもので、臨床情報が付随した臨床検体をアカデミアから提供してもらい、企業と共同で創薬標的の探索やバイオマーカーの発見などに向けた研究を推進している。

竹中登一氏に聞く

日本のアカデミアには創薬シーズが確実に存在している

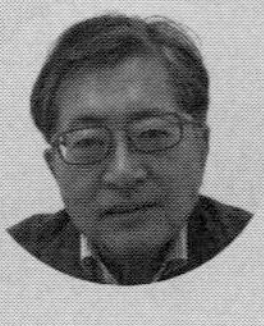

――米国食品医薬品局（FDA）の壁は高かったか。

『ペルジピン』を創製したころは、国際学会で発表しても、「日本人が薬を創ったのか？」と言われる時代だった。米国では、発明は高く評価されず、FDAから認可されるように開発を行うことが重要だった。発明は偶然にすぎないこともあるが、FDAの許可を得るには、タフなグローバル研究開発力を持たなければならないと実感した。これを経験したことで、山之内（アステラス）も世界と比肩する創薬が可能になった。

――創薬を成功に導く鍵は。

「発想」「発見」「発明」の３つの「発」だ。まず発想段階で、病気を知り、治療法を考えることは最も重要だ。私は獣医学を修め、臨床の病気も勉強していた。分子レベルから動物実験に至るまで自分でできるという面でも有利だった。肥大した前立腺の縮小だけに目が向くと、解消すべきは排尿障害であるという発想には目が向かない。

――創薬に対しての社内評価はどうか。

２００５年にアステラス製薬になってから、「職務発明制度」に基づいて補償金の支払い制度を創設し、私も、『ハルナール』の特許が切れるまではいただいた。ただ、創薬は、長期間にわたり大勢で成し遂げるもので、開発の各段階で関わった人にも報いる意味から「開発報奨制度」を設け、２本立てでモチベーションにしている。

――日本の創薬力に期待していいか。

日本はアカデミアに創薬シーズが多いのに、バイオベンチャーがないため、化合物を最適化したり非臨床試験を行う術がなかった。そこで、医薬基盤研究所に創薬支援戦略室を設け、企業で創薬に関わってきた人など、30人のコーディネーターを採用し、アカデミアからの相談を受けている。そこから日本発の新薬が出る可能性は高い。

あとがき

セレンディピティー（serendipity）とは何か――。本書をまとめながら、解き明かそうと考えていた裏テーマだった。大きな発見を成し遂げた科学者たちが、「セレンディピティーのお蔭で……」と、いささか控えめに、自分の成功体験を話してくれることが少なからずあるからだ。

英語の「serendipity」には、「偶然に幸運な思いがけないものを発見をする能力」といった訳が当てられている。実はこの言葉は造語であり、Serendip（スリランカの旧名）の3人の王子が、旅先で偶然の発見から求めていたものとは違う幸運を見つけていったという寓話に由来している。

翻《ひるがえ》れば、歴史上最も多くの命を救った薬の一つとされるペニシリンの誕生にも、セレンディピティーがある。1928年、ブドウ球菌の培地に青カビを偶然混入させてしまったフレミングは、カビの周囲の菌の生育が阻害されていることを見逃さず、青カビの殺菌作用に着目した。

本書や前著（『新薬に挑んだ日本人科学者たち』）で紹介した薬は、決して、セレンディピティーだけに導かれた物ではない。理論的な背景をきっちり踏まえて、目指す物質をスクリーニングする実験系を組んで見つかった薬があり、ノーベル賞に匹敵するような基礎研究があって、そこから発想を膨らませていくことによって、なるべくして形になった薬がいくつもある。

しかし、創薬は確率の世界である。基礎研究で見つかった新薬候補物質が、実際に薬となって発売される確率は2万〜3万分の1とされる。成功事例の蔭には、薬になり得なかった幾多の物質がある。また、偶然を頼りに突き進んで、失敗をした例は数限りなくあることだろう。であればこそ、創薬を成し遂げた人は、やはり偶然をも味方に付けた人に違いない。

感染症が世界で猛威を振るっていた時代、ワクチンによる予防接種や低温殺菌法を確立したパスツールは、〝近代細菌学の父〟としてコッホと並び称される。パスツールは、「幸運は準備された心を好む(le hasard ne favorise que les esprits préparés)」という名言を残した。

大村智は、それを「幸運は強い意志を好む」と言い換えており、誰よりも強い志に舞い降りた幸運によって、世界を救うことができた。

創薬技術は日進月歩で進んでいる。現代の合成医薬品は、病気のメカニズムにとって重要な生体内の受容体(タンパク質)の鍵穴にピタリとはまり込むようにデザインされることが多い。その機能を高める働きがあれば「作動薬」、機能を阻害する働きがあれば「拮抗薬」になる。

さらに、ポストゲノム時代を迎えて、遺伝子組み換え技術を応用したバイオ創薬も花盛りである。機能分子や遺伝子を標的にした抗体医薬・核酸医薬などの開発も盛んだ。

創薬につながる科学技術の成果は、続々と生まれている。2012年にノーベル生理学・医学賞を受賞した山中伸弥が発見した人工多能性幹細胞(iPS細胞)は、そこから誘導したさまざまな細胞を培養すれば、病気の過程を体外で再現したり、有効性・安全性を評価したりできるので、創薬は加速する。

17年のノーベル化学賞は、「クライオ電子顕微鏡」を発明した欧米の研究者3人に贈られた。クライオ（cryo）は低温を意味し、クライオ電顕は、極低温下に凍らせた溶液中の生体分子の構造を高解像度で観察可能とする。創薬標的となるタンパク質と医薬品候補化合物の複合体の3次元構造解析を行い、候補化合物の化学構造の最適化を図れるようになるはずだ。

しかし、いかに技術革新が進もうと、画期的な創薬の鍵になるのは、自然の不思議を見逃さず、突き詰めていく執念ではないだろうか。成功がもたらされたのは、成功するまでやめなかった人でもある。そして、強い志を持った人だけが、それを成し遂げることができる。

エールリヒの描いた〝魔法の弾丸（magic bullet）〟に着実に近づきつつあると言っても、どんな薬も完全無欠とはまだ言えない。創薬の営みに終わりはなく、強い志をつないでいかなくてはならない。

本書には、紙面の都合で収録できなかった薬品や研究成果がある。そのため、電子書籍版では、「特別付録」として、富士薬品の痛風・高尿酸血症治療薬『トピロキソスタット』、日本発痛風治療薬に貢献した西野武士、岡本歌子と止血薬・抗炎症薬トラネキサム酸、岡本彰祐と血栓症治療薬アルガトロバンを収録した。

主要参考文献

『薬学の歴史――くすり・軟膏・毒物』アクセル・カーン／イヴァン・ブロアール【ほか著】日仏薬学会／日本薬史学会【訳】薬事日報社　２０１７年
『歴史の中の化合物――くすりと医療の歩みをたどる』山崎幹夫【著】東京化学同人　１９９６年
『日本薬学会百年史』日本薬学会【著】日本薬学会　１９８２年
『高峰譲吉の生涯――アドレナリン発見の真実』飯沼和正／菅野富夫【著】朝日新聞社　２０００年
『大村智――２億人を病魔から守った化学者』馬場錬成【著】中央公論新社　２０１２年
『ゲノムが語る生命像――現代人のための最新・生命科学入門』本庶佑【著】講談社　２０１３年
『病の皇帝「がん」に挑む――人類４０００年の苦闘』〈上〉〈下〉シッダールタ・ムカジー【著】田中文【訳】早川書房　２０１３年
『現代免疫物語beyond――免疫が挑むがんと難病』岸本忠三／中嶋彰【著】講談社　２０１６年
『新薬はこうして生まれる――研究者社長が明かす開発秘話』森田桂【著】日本経済新聞社　２０００年
『今話題のくすり――開発の背景と薬効』日本農芸化学会【編】学会出版センター　１９９４年
『わが国における循環調節ペプチド・因子研究のサクセスストーリー』稲上正／荒川規矩男／松尾壽之／眞崎知生／戸田昇【ほか著】日本臨牀社　１９９９年
『食欲の科学』櫻井武【著】講談社　２０１２年
『睡眠の科学・改訂新版――なぜ眠るのか なぜ目覚めるのか』櫻井武【著】講談社　２０１７年
『特効薬はこうして生まれた――〝魔法の弾丸〟をもとめて』ジョン・マン【著】竹内敬人【訳】青土社　２００２年
『セレンディピティー――思いがけない発見・発明のドラマ』Ｒ・Ｍ・ロバーツ【著】安藤喬志【訳】化学同人、１９９３年
『新薬に挑んだ日本人科学者たち――世界の患者を救った創薬の物語』塚﨑朝子【著】講談社　２０１３年
『ｉＰＳ細胞はいつ患者に届くのか――再生医療のフロンティア』塚﨑朝子【著】岩波書店　２０１３年

〈ま行〉

〈や行〉

〈ら行〉

さくいん

N.D.C.499.5　286p　18cm

ブルーバックス　B-2050

世界《せかい》を救《すく》った日本《にほん》の薬《くすり》
画期的新薬はいかにして生まれたのか？

2018年3月20日　第1刷発行
2020年4月13日　第3刷発行

著者　塚﨑朝子《つかさきあさこ》
発行者　渡瀬昌彦
発行所　株式会社講談社
〒112-8001　東京都文京区音羽2-12-21
電話　出版　03-5395-3524
販売　03-5395-4415
業務　03-5395-3615
印刷所　（本文印刷）豊国印刷株式会社
（カバー表紙印刷）信毎書籍印刷株式会社
本文データ制作　ブルーバックス
製本所　株式会社国宝社

定価はカバーに表示してあります。

ISBN978－4－06－502050－0

発刊のことば

科学をあなたのポケットに

二十世紀最大の特色は、それが科学時代であるということです。科学は日に日に進歩を続け、止まるところを知りません。ひと昔前の夢物語もどんどん現実化しており、今やわれわれの生活のすべてが、科学によってゆり動かされているといっても過言ではないでしょう。

そのような背景を考えれば、学者や学生はもちろん、産業人も、セールスマンも、ジャーナリストも、家庭の主婦も、みんなが科学を知らなければ、時代の流れに逆らうことになるでしょう。

ブルーバックス発刊の意義と必然性はそこにあります。このシリーズは、読む人に科学的に物を考える習慣と、科学的に物を見る目を養っていただくことを最大の目標にしています。そのためには、単に原理や法則の解説に終始するのではなくて、政治や経済など、社会科学や人文科学にも関連させて、広い視野から問題を追究していきます。科学はむずかしいという先入観を改める表現と構成、それも類書にないブルーバックスの特色であると信じます。

一九六三年九月

野間省一